ラディカル・セルフ・コンパッション

つらい人生を心癒やされる幸せな人生に変化させるために

著

タラ・ブラック

訳

石村 郁夫

星和書店

Radical Compassion

Learning to Love Yourself and Your World with the Practice of RAIN

by

Tara Brach

Translated from English
by
Ikuo Ishimura

Japanese translation published by arrangement with Tara Brach
c/o Anne Edelstein Literary Agency LLC through The English Agency (Japan) Ltd.

序章　自分を慈しむことで癒える

何年も前、私は多くの人たちの最後の数週間に付き添ったホスピスの介護者が書いた感動的な記事を読んだことがあります。その中に、特に心に残った言葉がありました。死にゆく人たちの思いを何時間にもわたって聞いてきたその介護者は、彼らの最大の後悔を次の言葉に集約していたのです。「自分に正直に生きる勇気を持っていればよかった」

私は次のような問いを自分に投げ掛けるようになりました。自分に正直に生きるとはどういうことだろう？　自分の心が大切にしているものと矛盾しない人生になっているだろうか？　今日、あるいは今、自分に正直に生きているだろうか？　その数か月後には、瞑想教室の生徒たちにも同じ質問をするようになりました。

その結果、死を目前にした人の後悔は、私たちの多くにも当てはまることがわかりました。

生徒たちは、自分に正直であるとは、愛情があり、現実と向き合い、自分に嘘をつかないことだと言いました。誠実であること、他者に奉仕すること、世界に貢献すること。自分の創造性を表現すること、自分の価値を信じること、自分の好きなことに取り組むこと。また、自分の不安を乗り越えて成長し、人間関係の問題を修復する強さを持つことについても話しました。

しかし、彼らはこれらの願望や意図を、ほとんど毎日のように見失っているとも言いました。彼らは反射（自己批判、人のせいにすること、狭量さ、利己的な態度、流されるように生きること）に囚われていました。ある生徒は次のように言いました。「毎日、理想と現実の間に大きなギャップがあります。そして、そこには自分が落ちこぼれだという感覚が常に伴います」

私は落ちこぼれの感覚をよく知っています。長年、私は「無価値の催眠状態」によって、友人としても娘としても、パートナーや親としても、自分には何の価値もないと感じてきました。また、セラピストや教師としての自分の能力にも疑問を感じていました。深刻な体調不良に悩まされたとき、最初は「自分は何か病気になるような悪いことをしたのだろうか？」と自分を責めていたのです。

しかし、このような苦悩（自分が不完全で他者と繋がっていないという感覚）は、私が目覚めるための豊かな土壌となりました。この苦悩が、私が大切にしているスピリチュアルな道と実践へ導いてくれたのです。そして、つらい感情に囚われているとき、私の人生を大きく変えた次の洞察に繰り返し気づかせてくれました。それは、「自分を癒やすためには、自分を愛さなければならない」ということです。本来の自分を取り戻すことができる唯一の道が、セルフ・コンパッションだったのです。

怒りや失敗への恐れ、自責の念、孤独感などの感情に囚われていても関係ありません。また、体を動かすことや健康を維持することが困難な状況に直面していても変わりません。これらの問題を癒やす薬には、思いやりや慈悲、許しといった要素が必ず含まれています。私はいつも「お願いだから、優しくして」と自分自身に伝えています。このように、慈しみに満ちた姿勢で「今、ここ」にいる感じが、自分に正直に生きるための入り口となるのです。

「ラディカル・コンパッション」とは、人生の全ての脆弱性を心で包み込むことです。それは、自分自身を、お互いを、そして世界を愛する勇気を持つことです。ラディカル・コンパッションは、マインドフルにしっかりと「今、ここ」にいる感じから生まれるもので、全ての生き物を思いやることによって積極的に表現されます。

マインドフルネスとコンパッションが目覚めることと切り離せない関係にあることを示す、私が好きなイメージがあります。それは、気づきを、二つの翼を持つ鳥のように描いたものです。マインドフルネスとコンパッションの二つの翼が完全に美しく広げられたとき、鳥は空を自由に飛ぶことができます。

私がこの本を書いている理由は、私たちが最も必要としているときにマインドフルネスとコンパッションの翼に息を吹き込んでくれるラディカル・コンパッションの実践を共有するためです。この実践は、私たちが自分自身に正直に生きることを妨げている信念や感情を癒やし、解放することに役立ちます。この実践は、〈認識（Recognize）〉、〈許可（Allow）〉、〈調査（Investigate）〉、〈育成（Nurture）〉の四つのステップの頭文字を取ってＲＡＩＮと呼ばれています。この四つのステップを実践することで、感情的な痛みの中にいる場合でも、癒やしと自由を見つけるための確実な方法を得ることができます。

実践すると気づくように、これらのステップは簡単に習得でき、ストレスや恐怖、反射、混乱を感じているときの命綱となります。同じステップを何度も繰り返し行うことで、内的な回復力と賢く目覚めた自分の心に対する信頼とを構築します。また、あなたの本来の魅力と精神性を表現して生きることに役立ちます。自分の可能性を最大限に生かした生き方こそがＲＡＩＮの贈り物なのです。

ＲＡＩＮという頭文字を使ったのは私が最初ではありません。知っている読者もいるかもしれませんが、この頭文字は一九八〇年代に仏教の高僧であるミシェル・マクドナルドが瞑想の手引きとして紹介したもので、その後、マインドフルネスの指導者たちがさまざまな形で採用してきたものです。この十五年間、私は自分のアプローチでＲＡＩＮを進化させ、セルフ・コンパッションを直接呼び覚ますステップ〈育成（Ｎ）〉を加えました。この重要な強化によって、ＲＡＩＮは気づきの二つの翼であるマインドフルネスとハートフルネスの相乗効果を発揮できるようになりました。私はこれまで、この新しいＲＡＩＮを多くの人々と共有してきました。その反響は非常に大きく、世界中の人々からＲＡＩＮのおかげで日常生活の問題にマインドフルで気遣いに満ちた「今、ここ」で直接的に寄り添えるようになったという声を多く聞いてきました。そこから、他者と親密な関係を築く能力が高まり、依存的な行動から解放され、仕事で力が湧き、危機に陥ったときに支えになったとの報告を受けました。彼らはようやく自分自身に思いやりを向け、同じ思いやりを他者にも向けることができるようになったと話しました。また、自分が何者であるかに気づくための内なる自由の贈り物をＲＡＩＮからもらったと語ってくれました。

この本は、あなたのラディカル・コンパッションの能力を高めることを目的としています。複数の物語や直接的な教示、ガイド付きの瞑想、自分自身を見つめ直すための多くの機会を通して、ＲＡＩＮとの付き合い方を学ぶことができます。また、現代の神経科学の知見がＲＡＩＮの深くて継続的な効果を説明するのに役立つことも理解できます。さらに、私の生徒からの質問に対する答えや、彼らが実践をカスタマイズするために見つけた多くの創造的な方法も紹介します。これからご一緒に旅を始めるにあたり、各章を簡単に紹介しましょう。

第1部では、ＲＡＩＮの各ステップの概要について説明します。ここでは、すぐにステップに取り組むことができるような例を紹介します。ＲＡＩＮを数分使うだけでも、私が「催眠状態の生活」と呼ぶ遮断状態を中断し、自分自身や他人によりしっかりと「今、ここ」で寄り添えるようになります。また、ＲＡＩＮを使うことで、私たちが人生を拒絶するさまざまな手段を打破し、人間の本質的な可能性を垣間見ることができるようになります。

第2部では、RAINを自分の内面に取り入れる方法を紹介します。ここでは、恥ずかしさや恐怖心の解消、心の奥底で感じている切望の発見など、私と生徒が一緒に取り組んだ状況を例にして、いくつもの困難な状況に対応するために四つのステップを洗練して適用する方法について説明します。また、自分の潜在的な強さを見つけたり育てたりするための具体的なテクニックも紹介します。

第3部では、人間関係の領域に踏み込んでいきます。ここでは、あなたの中にある許しの能力を目覚めさせ、「幻想の他者」という仮面に惑わされることなく、その向こうにある対立や見えない偏見、違いを賢く乗り越えるための実践方法を紹介します。そのうち、あなたが深めてきたマインドフルネスと優しさは大きく広がり、あなたの思考のあらゆる対象、あなたが関わる全ての人生をその中に包み込むようになります。あなたは、ラディカル・コンパッション、つまり、ためらうことなく愛することの恵みを発見するでしょう。

◇

私はRAINにより育まれたラディカル・コンパッションによって数え切れないほどの人々が癒やされる姿を目の当たりにする機会に恵まれました。何度も驚かされるのは、RA

ＩＮが私たち自身の基本的な善良さへの信頼を育み、さらには、その同じ善良さが全ての存在に満ち溢れていることを認識して信頼できるようにしてくれることです。多くの生徒や友人、家族が、この寛容な意識や生命への畏敬の念を発見するのを目の当たりにすると、人間の可能性に対する信頼が深まります。

また、世界に対する希望も与えてくれます。進化の観点からすると、人類の脳の発達は、自己認識や合理的思考、共感、思いやり、マインドフルネスの能力の向上と関連しています。人間の恐怖心や貪欲さは、認知能力と組み合わさることによって、私たち自身や他の全ての種にとって地球上で最も危険なものとなります。しかし、私たちは進化の物語の終着点にいるわけではありません。私たちには、自分自身の中にマインドフルネスとコンパッションを呼び覚まし、賢く愛情を持って人と関わるための方法があるのです。

あなたが自分の心を目覚めさせるために努力することは、私たちの素晴らしい世界を癒すために必要不可欠なことです。暴力や少数民族の抑圧、地球を脅かす持続不可能で中毒性のある消費など、世界各地で見られる苦しみの現象は、全て恐怖心から生じていて、切り離された感覚や無関心に根差しています。ラディカル・コンパッションは、あらゆる存在が相互に関連し合い、それぞれに居場所があるということの真実を表現します。自分に正直に生きることは、私たちが共有する癒やしと自由の道、そして平和で愛に満ちた世界という共通の願いに対しても正直に生きることへと繋がるのです。

私たちが共に目覚めのための旅をしていることを思い出し、必ずうまくいくと信じてください。この道の途上で、あなたにとっての本当の幸せと自由が見つかりますように。

愛と祝福を込めて、

タラ

ミアのために、そして
私たちの子供たちの子供たちのために——
あなた方の純粋で明るい心が、
私たちの世界に癒やしをもたらしますように。

謝　辞

本書『ラディカル・セルフ・コンパッション』は、優美ともいえる一連のインスピレーションと共同作業と支援の産物です。

幸せにも、素晴らしい編集者であり友人でもあるトニ・バーバンクが、三冊の本を世に出す作業を伴走してくれました。トニの鋭い視点と賢明で慈しみに満ちた友情がプロジェクトを通じて支えとなりました。

エージェントのアン・エーデルスタインにも感謝しています。複数の本を書いてきたこの数年の間、彼女は大きな熱意と知識、明るく温かい心で支えてくれました。

コンパッションの輪を広げることを目的とした本書の時宜性と価値を見出してくれたバイキング社の最初の編集者のキャロル・デサンティ、また本書を出版するために活力と洞察と素晴らしいスキルを提供してくれた二番目の編集者のローラ・ティスデルにも、それぞれ感謝しています。

下読みをしてくれた人の中には、長年の友人であり講師仲間でもあるジャック・コーンフィールドや愛する妹のダルシャン・ブラクも含まれています。彼らからのフィードバックのおかげで、本書はわかりやすく、深く、奥行きのあるものになりました。また姉妹のような友人のルース・キングには、「人種にマインドフルである」ための賢明でかけがえのない指導をしてくれたことに感謝します。

アシスタントのジャネット・メリック、バーバラ・ニューウェル、クリスティ・シャーシェル、レオ・ギユミン、リトリートのマネージャーで講師仲間のラ・サルミエントにも感謝します。親愛なる友人たちはそれぞれ寛大で慈しみに満ちた支援を提供してくれ、ダルマの教えを広めるために、真心、創造性、そして豊かな技術を持ち寄ってくれました。

自らの心を目覚めさせ、人々に奉仕することに専念し、スピリチュアルな道を歩む勇気、正直さ、誠実さで絶えず私を刺激してくれる友人や生徒たちの広範囲に及ぶ素晴らしいコミュニティを持つことができて幸せです。地元のＩＭＣＷサンガ、包括性・公平性・多様性委員会、ホワイト・アウェイク・トレーニング・グループ、多様性サンガ、ティーチャー・トレーニングの参加者とメンターの世界的なサンガ、そして常に支援してくれるサウンズ・トゥルー（スピリチュアル系マルチメディア出版社）の友人とパートナーに慈しみと感謝を贈ります。あなた方と一緒に人生のわくわくする冒険に参加できて光栄です。

ＲＡＩＮパートナーを試験的に始めたころに参加してくださった方々、ＲＡＩＮの体験を共有してくださった多くの方々に感謝しています。みなさんの大きな貢献のおかげで、本書が陽の目を見ました。

ダン・シーゲルとリック・ハンソンの素晴らしい貢献、活動や対話を通してラディカル・コンパッションを目覚めさせてくれるヴァン・ジョーンズのインスピレーション、マインドフルなセルフ・コンパッションを世界に紹介したクリスティン・ネフとクリストファー・ガーマーの画期的な業績、そしてＲＡＩＮというオリジナル版の頭字語を作ったダルマ講師のミシェル・マクドナルドの知恵に感謝します。

親愛なる友人であり、講師仲間でもあるシェリー・メイプルズに愛を込めて追悼の意を表します。彼女の勇気と光は、数え切れないほど多くの人の心を動かしました。愛するシェリー……あなたのことは忘れられません。

最も大切にしていることを思い出させてくれた全ての先生方に、限りない感謝を捧げます。

家族へは感謝で胸が一杯です――ナラヤン、ニコル、ミア、ベッツィ、マディ、ダルシャン、ピーター、ライアン、そしてアレックス。同じ家に住む愛する夫のジョナサンと気ままで愛らしい仔犬のｋｄにも感謝を捧げます。あなた方は楽しく、豊かな、素晴らしい方法で私の生活に慈しみの恵みをもたらしてくれています。ありがとう。

目　次

ガイド付き内省、瞑想、実践

第１部

注意を向けることで癒やされる

第1章
RAINが生み出す見晴らし

世界全体を救おうなどと壮大なことを考える必要はありません。その代わりに、あなたの心の中の深い森に見晴らしが利く広がりを作ってください。

マーサ・ポスルウェイト

私たちは皆、絶え間ない心配や考えごと、他人への批判、要求を満たしたり問題を解決したりするための慌ただしい活動に巻き込まれることで、心の中の深い森で迷子になってしまうことがあります。このような木々の茂みに入り込むと、最も重要であることが何かを見失ってしまいます。親切で心の広い人間でありたいとどれほど願っているのかを忘れてしまうのです。この神聖な地球と全ての生命との繋がりを忘れてしまいます。そして、本当の意味で、自分が何者であるのかを忘れてしまうのです。

この忘却は、催眠状態に陥っているようなものです。このとき、私たちは部分的に無意識の状態にあります。夢を見ているときのように、全ての現実から切り離されているのです。催眠状態にあるとき、私たちの心は狭く、固定されていて、たいていの場合、思考に没頭しています。また、心は防衛的で、不安に駆られ、無感覚的であることが多いものです。催眠状態の兆候を〈認識〉できるようになると、あらゆる状況で、自分や他人の催眠状態に気づけるようになります。無意識的に生活しているとき、周囲の人たちとの間に壁や距離を感じているとき、恐怖や怒り、被害者意識や欠陥を感じることに囚われているとき、催眠状態にあるのです。

しかし、私たちには自分を解放する能力があります。

森の中で迷子になったとき、立ち止まって騒がしい思考から目をそらし、現在の経験に気づくだけで、見晴らしが利く広がりを作り出すことができます。私はこの目覚めた瞬間の「今、ここ」の気づきを「プレゼンス」と呼んでいます。プレゼンスは、意識、精神、仏性、本性、覚醒した心性など、さまざまな名前で呼ばれています。プレゼンスに完全に回帰したとき、私たちは自分の内側で起きていること、つまり変化する感覚や感情、思考の流れを抵抗なく受け入れることができます。これにより、私たちは人生のそれぞれの瞬間を、見晴らしが利くなかで思いやりをもって生きることができるようになります。無意識に起きる精神的・感情的な反応の中で自分を見失っていた状態から自分の存在感を十分に発揮できる状態へと変化することで、催眠状態から覚醒することができます。

これから私たちが一緒に始める旅では、ＲＡＩＮの４つのステップ〈認識〉、〈許可〉、〈調査〉、〈育成〉がプレゼンスという目的地に到達するための方法となります。簡単に言うと、ＲＡＩＮはマインドフルネスと思いやりを呼び覚まし、私たちが抱えている問題に働きかけ、感情的な苦しみを解きほぐします。簡単に基本を学ぶことができ、すぐに使い始めることができます。ＲＡＩＮは深い森の中に見晴らしが利く広がりを作り、その見晴らしの中であなたは本来の心と活力を取り戻すことができるのです。

この章では、ＲＡＩＮの各ステップを簡単に説明し、日常の場面で応用できる簡単な練習方法（準備運動）を紹介します。その前に、私がＲＡＩＮを必要としたある午後の話をしましょう。

「時間が足りない」

私の心の深い森には、時間が足りないという固定観念があります。この固定観念を抱えているのは、おそらく私だけではありません。多くの人が一日を慌ただしく過ごし、不安に駆られてやるべきことをこなしています。このような状況では、悩んだり、邪魔されてイライラしたり、先のことが気になったりします。

私の場合、教育イベントなどの準備をしているときに強い不安を感じます。数年前のある午後、私は直前モードで精神的にギリギリの状態だったことを覚えています。その日の夜に行う「慈愛」についての講演のために、私は整理されていない電子ファイルの中にあるはずの資料を必死に探していました。ファイルと同じように、私の心もかき乱され、混乱していました。そんな中、私と夫のジョナサンと一緒に住み始めた八十三歳の母が、私のオフィスに現れました。彼女は『ニューヨーカー』誌の気に入った記事について話し始めたのです。しかし、パソコンの画面に釘付けになっている私を見て（私はおそらく顔をしかめていたのだと思います）、彼女は雑誌をそっと私の机の上に置いて部屋を出て行きました。その後ろ姿を見たとき、私の中の何かが止まりました。母はよくおしゃべりをしにオフィスに来てくれていたのですが、そのような楽しい時間も残り少なくなっているという現実に気づいたのです。そして、私は再び衝撃を受けました。私は母を無視して、愛について話す講演の準備のために心を乱していたのです。

大切なことを忘れてしまったのは、それが初めてではありませんでした。母と同居していた最初の一年間、私は何度も自分の時間が足りないと感じて窮屈な思いをしました。母と一緒に食事をしていても、会話が途切れた瞬間に席を立って仕事に戻ることができる機会を探していました。また、用事があったり病院に付き添ったりしているときには、母との時間を楽しむよりも、いかに早く全てを終わらせるかということに集中していました。一緒にいる時間が義務的に感じられることも多かったのです。母は孤独で、周りにいるのは私だけでした。母は嫌みを言うこともなく、私が時間を割くことに感謝していましたが、それでも、私は罪悪感を抱いていました。そして、そんな自分を振り返ったときに、私は深い悲しみも感じました。

その日の午後、私はオフィスで講演の準備の不安を解消するためにタイムアウトをしてRAINに助けを求めることにしました。机を離れ、座り心地の良い椅子に座り、心を落ち着かせました。

最初のステップは、自分の中で起きていること、つまり不安な考えや罪悪感が渦巻いていることをシンプルに〈認識〉することでした。

次のステップは、呼吸を整えて、ありのままにし、起こっていることを〈許可〉することでした。自分が感じていることが気に入らなくても、何かを修正したり変更したりせず、不安や罪悪感を抱いている自分を批判しません。

〈許可〉することで、私は三つ目のステップである「最も困難に感じていることの〈調査〉」を始めるための集中を深めることができました。私は興味を持って自分の体の中にある不安の感情に注意を向けました。それは、胸の辺りの筋肉が硬直し、引っ張られ、圧迫されているような感覚でした。自分の中の不安な部分に何を信じているのか尋ねてみると、答えはとても馴染みのあるものでした。自分が失敗すると信じていたのです。講演の前に話す内容や順番を整理していなければ、悪い仕事をして聴衆を失望させてしまうと思っていたのです。しかし、同じ不安が私を母に会わせないようにしていたので、私は大切な人も失望させていたのです。このような罪悪感と恐怖の原因を意識しながら、私は〈調査〉を続けました。自分の中の引き裂かれたような不安な部分に対して、「あなたが今一番必要としているものは何？」と尋ねました。私はすぐに、思いやりを必要としていること、そして私が本当の意味で失敗することはないという安心感を必要としていることを感じました。また、講演で教えようとしている事柄が私の中にしっかりあることを信じ、母と私の間に流れる愛を信じることも必要でした。

ＲＡＩＮの四つ目のステップである〈育成〉に辿り着いた私は、不安な部分に直接、心の中で優しいメッセージを送りました。「大丈夫よ。これまで何度も経験してきたことだし、全ての面でうまくやり遂げようとしている」。私は体の中に温かくて心地よいエネルギーが広がっていくのを感じました。そして、はっきりとした変化がありました。心が少し和らぎ、肩の力が抜けて、気分がより澄み渡って開放的になったのです。

私はすぐに仕事に戻るのではなく、さらに一、二分じっとして、この見晴らしの利く気分に身を任せました。

ＲＡＩＮのために使った時間はわずか数分でしたが、大きな変化がありました。デスクに戻ると、「何か悪いことが起こる」という筋書きに囚われなくなっていました。不安な気持ちがなくなったことで、思考や言葉の流れがよくなり、講演にぴったりの話を思い出すことができたのです。ＲＡＩＮのために時間を設けたことで、その日の夜に話したいと思っていた、見晴らしと率直さと再び繋がり合うことができました。そしてその日の午後、母と腕を組んで森の中へ短い散歩に出掛けました。

それ以来、私は不安を抱える度に簡略化したＲＡＩＮを何度も行ってきました。不安がなくなったわけではありませんが、根本的なことが何か変わりました。不安に支配されることがなくなったのです。催眠状態の深い森の中で迷子になることもありません。その代わりに、立ち止まって、物事を成し遂げようとする自分の筋書きから体と心の実際の経験に注意を移すことで、プレゼンスと優しさが自然に増すようになりました。仕事を続けることも多いのですが、時には気分転換をして、外に出て子犬と遊んだり、お茶を淹れたり、植物に水をやったりするようにしています。選択肢が増えたのです。

催眠状態から抜け出すための道：Ｕターンする

一日を忙しく過ごして催眠状態に入っているとき、私は多くの場合、考えに耽っていたり、体や心から切り離された状態にあったりします。このとき、ＲＡＩＮは私が「Ｕターン」と呼ぶ注意の向け方によって、催眠状態から抜け出す方法を提供してくれます。

私たちは、他人、自分の考え、感情を左右される話など、外に向けられた意識から自分の体の中で起きている本物のありありとした経験に注意を向けるときにＵターンをしています。それはまるで、怖い映画を観ていて物語にすっかり引き込まれているときにふと現実に気づくようなものです。そうか、これはただの映画なんだ。私は他の客たちと一緒にこの映画を見ているんだ。自分の下にある座席を感じ、自分の呼吸を感じることができる。そして私たちは再び、自分のプレゼンスを意識し、現実の生活に根差した状態に戻るのです。

　意図的に自分の内なる経験に注意を向けることによってのみ、私たちは催眠状態から癒やしへと向かうことができます。不安な考えが渦巻いていることや、いつも肩に力が入っていること、急いでいることによるプレッシャーなどに気づく必要があります。そうすることで、他人の悪口や自分の欠点、起きるかもしれないトラブルなどから、自分の恐怖や傷、弱さを直接感じて、最終的には心の優しい目覚めへと注意を向けることができるのです。これらの重要な変化は、ＲＡＩＮのステップを踏むことで徐々に進んでいきます。しかし、重要なことは、まず自分が催眠状態にあることに気づかなければならないということです。

催眠状態か、プレゼンス状態か？

意識について説明するとき、私はよくジョセフ・キャンベルが作った円と線のイメージを使います。

線よりも上には、私たちが意識している全てのものがあり、線よりも下には意識的な気づきの外にある全てのもの、つまり、恐れや嫌悪、条件づけ、信念などの隠れた世界がありま す。線よりも下で生活している程度に応じて、私たちはそれだけ催眠状態にあります。

催眠状態とは、夢の中にいるようなものです。そのとき、私たちはもっと大きな現実があることに気づいていません。そして、催眠状態からの目覚めは、夢から覚めるようなものです。私たちは自覚的になり、心の中の経験や自分が属する世界、気づきの広がりそのものを直接体験するようになります。線よりも上を生きることは、プレゼンスの中で生きることです。

プレゼンスには、覚醒、寛容さ、優しさ（愛）という、三つの主要な特徴があります。多くのスピリチュアルな伝統は、「プレゼンス」を太陽の光が降り注ぐ広い空のように表現します。プレゼンスで満たされているとき、それは空のように光り輝き、無限であり、生命に温かさと栄養を与えてくれます。喜びや悲しみ、恐れ、興奮、悲しみなど、あらゆる種類の気分（天気）が空を通過しますが、空そのもののように、プレゼンスはそれらを全て受け入れることができるのです。

　私たちは皆、プレゼンスに触れたことがあります。眠る前、静かにリラックスしているとき、私たちは屋根に降る雨の音を聞きながらプレゼンスの中で休んでいるのです。満天の星を感動しながら眺めるとき、その背後にはプレゼンスがあります。誰かの思いがけない優しさに感謝するとき、私たちはプレゼンスに心を開きます。人の誕生や死を目の当たりにしたときに感じるプレゼンスを、私たちは決して忘れないでしょう。時間の感覚がなくなり、思考は静かになり、私たちは今ここにいることを〈認識〉します。

　一方で、催眠状態では、私たちは思考や感情に満ちた仮想現実の中に閉じ込められています。私たちは問題を解決しようとしたり、欲望を満たしたり、不快感を取り除いたり、物事がより良くなるかもしれない未来への道を作ろうとしたりします。

催眠状態	プレゼンス
無意識……線の下にいる状態	意識……線の上にいる状態
眠って夢を見ている	覚醒して、明晰で、自覚的
感情に囚われたりこだわっている	マインドフルに感情と接している
感情との繋がりがない	感情と繋がっている
防衛的、鈍感	思いやりと優しさがある
経験に対して反射的	経験に対して反応的
貪欲、拒絶的	バランスが取れて、寛容で、判断力に優れている

このとき、無意識の信念や感情、記憶に翻弄されて、それらが私たちの決断や人生への反応を左右することになります。それだけでなく、無意識の欲求や恐怖が、私たちが何者であるかという最も深い感覚を形成してしまいます。催眠状態にあるとき、私たちは孤立感や孤独感、脅威、不完全さを感じます。

日常的な催眠状態は平凡で馴染みがあるように感じられて、私たちは習慣の繭に包まれているようになります。そのなかで楽しい空想に浸ったり、強迫観念に浸ったり、苦しい感情の波に揺さぶられたりします。しかし、催眠状態の内容がどのようなものであっても、私たちは自分自身から切り離されているので、周囲の人々と真の意味で繋がることはできません。私たちはそこに存在していないも同然の状態に陥るのです。

自分が催眠状態にあることをどのように知ることができるのでしょうか。多くの場合、私たちはそれに気づくことができません。しかし、線よりも下の催眠状態から目覚めたときの具体的な話でしたら、多くの人が話してくれています。

催眠状態に気づいたときの合図

- トレイルミックス（お菓子）の袋を全て食べてしまったことに気がついた。
- 自分の子どもや上司やパートナーがみんな悪者に見え、周りの粗探しをしているのに気づいた。
- 誰が一番支配的なのか、他の男性たちを観察している自分に気がついた。
- 些細なことでも「大変過ぎる」と感じてしまう。
- 誰かの話を聞きながら、どうやって外でタバコを吸おうか考えている。
- ネットサーフィンをしていて気がつくと一時間も経っていたとき。

●首が痛くなったり肩が凝ったりして、何時間も不安になっていることに気がついた。
●内なる声（母の声）が「あなたは何もまともにできないの？」と言っていることに気がついた。
●店内を歩いているとき、自分の体形を他の女性という女性と比較していることに気がついた。
●急いで物事を片付けようとして、怪我をしたり、何かを壊したり、単純なミスをしたりしてしまう。

自分の合図を〈認識〉することで、催眠状態から抜け出すことができます。私の場合、やるべきことのリストを不安な気持ちで何度も読み返したり、誰かを失望させたことに罪悪感を覚えたりしている自分に気がついたら、警戒するようにしています。そうすることで、挫折することへの恐れや、自分が抱えている緊張感を意識することができます。それを意識できれば、恐れている信念が真実ではないことを思い出し、自分の時間をどのように使うか、より多くの選択肢を持つことができるようになります。

「今、私のプレゼンスの経験は何だろう？」または「プレゼンスが感じられない原因は何だろう？」と自分自身に問い掛けてみましょう。このような簡単な質問でも、催眠状態に気づかせてくれ、意識を目覚めさせることができます。

あるいは、一日を振り返って、自分が催眠状態になっていた時間について考えてみましょう。催眠状態に陥っていた具体的な合図をいくつか特定できますか？　催眠状態で、自分が苦しんでいること、葛藤していること、思考停止していること、不安になっていることを自覚できる場合があります。注意を喚起するそうした事柄は、あなたが「線よりも上」で得られる癒やし（太陽の輝く空）を必要としていることを知らせてくれます。ＲＡＩＮに助けを求めるときです。

見晴らしが利く広がりに慈しみの光が降り注ぐ

夫のジョナサンと私の家に引っ越してきてから四年後、母は肺がんと診断されました。それから半年後、母が亡くなる三週間ほど前のある午後、私は母のベッドサイドに座って二人が好きな短編小説を朗読していました。私が本を読んでいる間に母は眠ってしまい、私は座ったまま母の安らかな姿を見守っていました。しばらくすると、母は目を覚まし、「ああ、もういないと思ったわ、あなたはやることがたくさんあるから」と呟きました。私は身を乗り出して母の頬にキスをし、そのまま一緒に時間を過ごしました。母は微笑みながら再び眠りにつきました。

　確かに、私にはやるべきことがたくさんありました。私はいつも多くの仕事を抱えています。私は、忙しすぎてニューヨーカー誌の記事についてゆっくりと話すことができなかったことや、二人で食事をしているときに急いでいたこと、一緒に過ごすことに義務感を感じていたこと、母が一人で外を歩いているのを見て罪悪感を覚えたことなどを思い出しました。しかし、ＲＡＩＮを実践したことで何かが変わりました。一緒に過ごした最後の数年に、私は、立ち止まって、母との時間を大切にすることができました。特大サイズのサラダを作ったり、川辺で犬の散歩をしたり、ニュースを見たり、食事が終わったあともずっとおしゃべりをしました。

　二十分後、母は再び目を覚まし、「まだいる」とささやきました。私が母の手を取ると、母はすぐに眠りにつきました。私は静かに泣き始め、母は何かを察知したのか、私の手を握ってくれました。ああ、お母さんがいなくなるのはとても寂しい。しかし、私の涙は、一緒に過ごした全ての時間に対する感謝の涙でもありました。そして、それを可能にしてくれた心のなかの見晴らしが利く広がりへの感謝の涙でもありました。母が亡くなった日、私は計り知れない悲しみと愛に包まれましたが、後悔はありませんでした。

見晴らしが利く広がりを作ることを学ぶことで、私たちは正直な人生を送ることができます。そこから、ラディカル・コンパッションへと導かれます。催眠状態では、子どもが学校で起きたことを興奮気味に話していても、耳を傾けることができません。また、同僚が自信喪失や恐怖心に苦しんでいることが理由で緊張した態度を取っていることに気づくこともできません。私たちは、夕日や遊ぶ機会、親密になる機会、自分の孤独や切望に気づく機会を逃してしまうのです。ＲＡＩＮの実践は、私たちを「線よりも上」へと導き、プレゼンスや自然な思いやりのある心を思い出せるようにするのです。

内省：プレゼンスへのUターン

このシンプルな内省は、ストレスや焦り、不安を感じているときにＲＡＩＮを実践するためのウォーミングアップのようなものです。内なる柔軟さ、自分への思いやり、そして日々をどのように生きるかという選択の感覚を思い出させてくれるでしょう。

考えごとに没頭していたと気づいたときにＵターンを試してみましょう。例えば心配でたまらない、計画を立てることに夢中になっている、決めつけている、夢想しつづける、などの状況があるかもしれません。まずはリラックスして座り、目を閉じましょう。何回か深呼吸をして、息を吐く度に心と体の緊張が解けていくのを感じましょう。

次に、頭の中に残っている思い込みや考えごとから完全に注意を逸らし、「今、この瞬間」の経験に注意を向けましょう。体のどのような感覚に気づいていますか？　何か強い感情を抱いていますか？　心の中の物語から抜け出そうとするときに、不安や落ち着かなさを感じますか？　考えごとを再開したいと感じますか？　この瞬間、ただここにいて、心の中にあるものと一緒にいられますか？　自分の経験を意図的に優しく見守るとどうなりますか？

考えごとを再開したとき、プレゼンスやエネルギー、気分の質に変化を感じるかどうかを確認してみましょう。

質問と回答

怒っているときにプレゼンスを体験することは可能ですか？

はい。非難する思考や怒りの身体的経験に気づいているとき、あなたはプレゼンスの状態（線よりも上）にいます。このようなときは、怒りに加えて、怒りを目撃している感覚があり、どのように対応するかの選択肢があります。一方で、選択やコントロールの感覚がなく、反復する思考や非難の感情の中に没頭している場合は、催眠状態にあります。

ＲＡＩＮを使うには、特定のスピリチュアルな道を歩まなければならないのですか？

ＲＡＩＮは、自己理解や自己への思いやり、他者への思いやり、心の癒やし、スピリチュアルな目覚めを深めたい方であれば、誰でも使うことのできる方法です。また、特定の宗教やスピリチュアルな信念を持っている必要はありません。どのような信念を持っていても、ＲＡＩＮは覚醒と寛容さ、現実と向き合うこと、親切心など、あなたの直接的な経験を高めてくれます。

普段からマインドフルネスの練習をしています。ＲＡＩＮはその代用になりますか？　それとも、この二つは相性がいいのでしょうか？

ＲＡＩＮとマインドフルネスは自然と結びついています。ＲＡＩＮの最初の二つのステップである〈認識〉と〈許可〉は、マインドフルな気づきと思いやりの基礎となるものです。後半の〈調査〉と〈育成〉は、マインドフルネスを深め、思いやりの心を直接的に活性化させます。

ＲＡＩＮは、特定の困難にぶつかったときにマインドフルネスと思いやりを取り入れてくるための方法となります。その効果を試すためには、難しい感情に囚われそうになるまで通常のマインドフルネスの練習を続けましょう。難しい感情に気づいたら、その瞬間にＲＡＩＮを実践して、感情のもつれに直接注意を払い、マインドフルで優しい注意を向けるようにします。感情のもつれがほぐれたら、通常のその時々のマインドフルネスの練習に戻りましょう。

瞑想中にＲＡＩＮを取り入れるだけでなく、一日の中で行き詰まりや困難を感じたりしたときに、いつでも立ち止まってＲＡＩＮを実践し、サポートすることができます。

ヨガをしていると、恐怖や怒り、自信喪失などの強い感情が湧き上がってくることがあります。ＲＡＩＮはそのようなときに助けてくれるのでしょうか？

ヨガや太極拳、気功、呼吸法、レイキ、ガイド付きイメージ、バイオフィードバックなど、さまざまな心身のトレーニングを行っていると、強い感情が湧き上がってくるのはごく自然なことです。多くの人が、ＲＡＩＮのために立ち止まることで、心の底にある感情の癒やしへの道が開かれ、力強い相乗効果がもたらされることに気づきます。

第２章　RAINは人生を肯定する

――ＲＡＩＮの最初の二つのステップ――

刺激と反応の間には空間があり、その空間にこそあなたの力と自由がある。

ヴィクトール・フランクル

人生における最も深い変革は、突き詰めれば非常にシンプルなことに行き着きます。自分の中で起きていることに対して反射的に反応するのではなく、対応することを学ぶのです。例えば、何かがきっかけで怒りや不安を感じたとき、どうすればよいでしょうか？　自分を責める、他人を責める、被害者意識を持つなどの反応が癖になっていると、催眠状態の苦しみが増えてしまいます。しかし、ＲＡＩＮの最初の二つのステップである〈認識〉と〈許可〉によってマインドフルなプレゼンスを目覚めさせることができれば、心を解放する道を歩むことができるのです。

マーラとお茶を

仏教の伝承にある偉大な物語の一つは、困難に直面したときの切り抜け方について語っています。

シッダールタが菩提樹の下で一晩中瞑想し、完全に解脱するというエピソードは有名です。このとき、影の神マーラ（貪欲、憎悪、妄想などの普遍的なエネルギーの象徴）は、シッダールタの邪魔をしようとあらゆる手段を使いました。猛烈な嵐を送り、艶めかしい女性で誘惑し、怒り狂う悪魔や武装した大群をけしかけ、なんとかしてシッダールタの注意を逸らそうとしました。シッダールタは、その全てに対して目覚めて思いやりに満ちたプレゼンスで受け止め、明けの明星が現れたとき、完全に悟った存在である仏陀となったのです。

しかし、マーラとの関係はこれで終わりではありませんでした。

悟りを開いたあとの五十年間、仏陀はインドの北部を旅して、関心を持つ全ての人々にプレゼンスや思いやり、自由の道を教えました。野原や森、村や川岸には、農民や商人、町人や貴族、僧侶や尼僧などが集まり、彼の知恵の教えを聞きました。

ティク・ナット・ハン禅師による語りでは、そうしたときに、マーラも現れる場合があったそうです。仏陀の忠実な弟子であるアーナンダは、人々の間に隠れているマーラを見つけ、仏陀のもとに駆け寄りました。「恐ろしい知らせがあります。邪悪な者が戻ってきました。何とかしなければなりません」。その度に、仏陀は偉大な優しさをもってアーナンダを見つめて「その必要はないよ、アーナンダ」と答えました。そして、マーラに歩み寄り、しっかりとした、しかし優しい声で、「マーラ、君が見えているよ。さあ、お茶を飲もう」と言いました。そして、仏陀はマーラを大事な客人として自らもてなしたのです。

これは私たちにもできることです。想像してみてください。マーラは、失敗を恐れる気持ちや、他人に無視されたり見下されたりして傷つく気持ちとして、あなたの人生に現れます。もしあなたが、立ち止まって「マーラ、君が見えているよ〈認識〉」と言ったらどうでしょう。そして、「お茶を飲もう〈許可〉」と言ったらどうでしょう。自分の感情を避けたり、怒りを爆発させたり、自己批判で自分を責めたりすることなく、あなたはより明快で寛大な、優しさと安心感をもって人生に対応することができるのです。ＲＡＩＮの最初の二つのステップを踏むことで、あなたは自由の道に入ることができるのです。

仏陀のこの話は、私たち全員にとっての朗報だと思います。仏陀にとっても、マーラという痛みを伴うエネルギーが内面に湧き続けていました。混乱の嵐や相反する欲望、恐怖や傷や怒りの矢と戦わなければならないのは私たちだけではありません。そして、私たちには、そのような状況下でも私たちを目覚めさせ、解放してくれる方法があります。

自分自身に問い掛けてみてください。「最近、マーラが現れたのはいつだろう?」。そのようなときに「マーラ、君が見えているよ。一緒にお茶を飲もう」と言うのがどんな感じなのか想像してみましょう。

「拒絶」は習慣

マーラをお茶に誘った仏陀は、「今、この瞬間」と人生の全てを肯定していました。

対照的に、私たちが習慣的に行っている拒絶は、自分の経験に抵抗したり、それを避けたりすることで、より多くの苦しみを生み出します。恐怖や憎しみ、怒り、傷といった形でマーラが現れたときのことを考えてみましょう。私たちの頭は、何かが間違っていると思い込み、何かや誰かのせいにして、問題を消し去ろうとして、すぐに拒絶します。体は緊張したり、無感覚になったりして拒絶を表現します。また、心は、防御的になったり、頑なになったりして拒絶します。さらに、私たちの行動は、暴言を吐いたり、引きこもったり、夢中になったりすることで拒絶を表現します。私たちは自分の拒絶を多少意識することはあっても、多くの場合、「線よりも下」にいて、人生をコントロールしようとする無意識の努力に没頭しています。

肯定することは慣れないことであり、見当がつかないことであり、潜在的なリスクがあるように感じられます。脅威を感じたとき、私たちは原始的な条件づけとして、体を縮めて拒絶します。ワークショップでは、生徒たちに困難な状況を振り返ってもらい、自分の中にある生の感情に心と体が抵抗するさまざまな方法を観察してもらいます。自分を守ろうとすることが、かえって自分の人生を苦しめることになっていることを、学生たちはしばしば悲しみをもって受け止めます。

ある男性は、子どもの頃にいじめられた経験があり、今は批判的な上司に報告書の内容が悪いと言われていつも脅されていました。最近の対立を振り返ったとき、男性は恐怖でお腹が締め付けられ、心臓が高鳴るのを感じました。対立の後で、立ち止まって自分の経験に心を開く（肯定する）ための時間を取らずに、上司に対する恐怖や精神的な怒りを感じた自分をすぐに責めました。そして、すぐに再び仕事を始め、事務処理のスピードを上げる一方で、ミスを増やしたり、コミュニケーションの質を下げたりしてしまいました。「拒絶」により、男性は自分が欠点だらけの被害者であるという慣れ親しんだ感覚を永続させました。

成人した息子と疎遠になっていた年配の女性は、息子からときおり送られてくる電子メールを無意識に拒絶していることに気がつきました。彼女は息子からの素っ気ないメールを読み、「こんな仕打ちを受けるようなことをしたかしら？」と涙ながらに自問自答し、問題の原因が義理の娘にあると固執し始めました。その結果、義理の娘に対する恨みが必然的に彼女自身から息子へ送る返信メールにも表れていることを認識しました。彼女は「拒絶」することにより、自分が嫌われて拒否されているという感覚の中に閉じ込められていました。

どのような形であれ、「拒絶」は現実に対する緊張を生み、感情的な苦しみの生々しい痛みを避けようと行動させます。しかし、「拒絶」は自分が催眠状態にあり、注意を深める必要があることを教えてくれる目印にもなります。自分の「拒絶」に早く気づくほど、マーラにうまく対応できます。習慣的な「拒絶」を引き起こす困難な状況は、ＲＡＩＮの入り口である「〈認識〉して〈許可〉する」で表現される心の底からの「肯定」を試すのに最適な機会となります。

マーラが怒っているとき

ＩＴ企業の幹部であるロジャーは、せっかちでイライラしやすく、仕事で失敗した人をすぐ責め立てることで有名でした。また、彼は家族に対してさらに厳しく接しました。十代の息子たちが食器を洗っていなかったり、大音量で音楽を聴いていたり、帰宅が遅かったりすると、激怒しました。妻が自分の思い通りに動かないと怒りを爆発させました。ロジャーは反射的な「拒絶」に囚われていました。

妻に求められて心理士に相談したところ、ロジャーは怒りの反応を抑えてマインドフルになる方法として瞑想を勧められ、私の週一回のクラスに参加するようになりました。数か月後、ロジャーは困難な感情を癒やすための一日がかりのワークショップに参加し、昼休みに私と話したいと言ってきました。一日十分から二十分の瞑想をしているにもかかわらず、相変わらず気性は荒いままコントロールできていないということを話してくれました。「理性を失う自分が大嫌いです。こんな風になってしまった自分が嫌いだ」と、彼は嫌悪感を込めて言いました。「でも、どうすることもできません」

私は静かな場所を見つけ、ロジャーにＲＡＩＮのＲ〈認識〉とＡ〈許可〉を紹介しました。これらの注意の技法は、ロジャーが瞑想のクラスですでに学んでいたものでした。「今、この瞬間」に起きていることに気づき、判断せずにそのままにしておく〈認識〉と〈許可〉は、マインドフルネスの基礎となるものです。ここでは、それを自分の習慣的な反応に直接適用する方法を教えることになりました。

まず、週の初めに起きた出来事に注目することから始めました。あるスタッフが不完全な報告書を持って会議に出席したときに、ロジャーはグループの前で彼を叱りつけてしまいました。私は、瞑想するときのように目を閉じて呼吸に注意を向けることを提案しました。目を閉じて注意を集中したら、出来事の状況の中で最も動揺する部分を思い浮かべながら、〈認識〉のステップで重要となる質問を自分に投げ掛けてもらいました。私の中では何が起きているだろう？　ロジャーが目を閉じて座っている間、私は彼を導きました。「思考、感情、感覚の全体に目を向けてください。そして、その中で際立っているものに注意を払ってください。心の中で『人を責める気持ち、怒り、怒り』などと呟いても構わないですし、『熱、圧力……爆発』などと、体の中の感情に名前を付けても構いません」。彼はしばらく黙ったあと、うなずきました。

続いて、二つ目の重要な質問を提案することで、〈許可〉のステップを導入しました。その感情とともにあることができるだろうか？　その感情をありのままにできるだろうか？

ここでも私はロジャーを導きました。「許可するということは、たとえそれが居心地の悪い感情でも、それを感じたくないと思っていても、立ち止まって直接的な経験を感じ続けることに同意するということです。その経験をそっと肯定して、そこにあるものをそのままにし、立ち止まることができるかどうか、試してみましょう。そうした感情や考えを正しいと言っているわけではありません。それらが今ここにあるという現実を肯定するだけです」。ロジャーの呼吸が苦しそうに見えたので、私は「呼吸に気を配ることで、体の中の感情に『今、ここ』で寄り添うことができます」と付け加えました。

ロジャーの呼吸が整ったのを確認してから、十秒ほど待って、あと数回呼吸をして目を開けるように勧めました。すると、ロジャーは一瞬、私を見て、いくらかいぶかしげにしました。「これだけですか？　怒りの名前を言って、子ども騙しのように十まで数えるだけでいいんですか？」。私たちは笑い合いました。

私は「まあ、それだけとは言い切りませんが、やってみてください」と言いました。「もちろん、他の人と一緒にいるときは目を閉じるわけにはいかないし、忘れてしまって怒ることもあると思います。でも、心の中で起きていることに注意して、〈許可〉し、自分の気持ちを確認しながら呼吸をして、そして必ず十まで数えてください」と言いました。

ロジャーは興味津々でした。私は彼に、毎日瞑想をすると〈認識〉と〈許可〉を適用しやすくなることを伝え、進捗状況をメールで報告してほしいと伝えました。別れ際に、私は「あなたにはできます。そして、この実践は本当の変化をもたらすでしょう」と言いました。彼は親指を立てて合意の意思を示してくれました。

練習することで強くなる

私は学生たちに、「瞑想を学ぶと良くなる」とセラピストから言われてマインドフルネスのリトリート（合宿）に参加したある男性の話をするのが好きです。結果として、リトリートはジェットコースターのように激しいものとなりました。穏やかなときもありましたが、恐怖や怒り、悲しみに深く陥ることもありました。次にセラピストに会ったとき、男性は自分がひどく苦しんだことを話しました。「良くなると約束してくれたじゃないですか！」。取り澄ました顔でうなずきながら、セラピストはこう答えました。「あなたは良くなっています……あなたは恐怖の認識が良くなり、怒りの認識も良くなり、悲しみの認識も良くなっていますから」

この話をすると、学生の間からは気づきの笑いが起こります。RAINの〈認識〉と〈許可〉に当たるマインドフルネスの瞑想は、私たちを雑念から目覚めさせて現実へとUターンさせ、一瞬一瞬の経験に十分な注意を向けるように訓練します。私たちは必然的に、孤独や傷、恐怖など、これまでに回避してきたもの全てに遭遇します。しかし、定期的に練習することで、嵐の中でもバランスの取れた柔軟なプレゼンスを保つことができるようになります。

現在、神経可塑性についての理解が深まったことで、私たちの脳が一生を通じて変化することがわかっています。つまり、最も深く根付いた有害な習慣であっても、改善できるということです。この事実を要約した言葉があります。「同時に発火したニューロンは結びつく」。私たちの習慣は、思考や感情、行動のパターンを繰り返すことで維持されており、それによって脳内の神経ネットワークが作られ、強化されます。思考や感情、行動のパターンを変えることで、これらの神経ネットワークを変えることができるのです。

マインドフルネスが脳の構造と機能に直接かつポジティブな影響を与えることが多くの研究で明らかになっています。ストレスに遭遇したとき、慌てたり、心配したり、決めつけたりして催眠状態に陥ると、恐怖に基づく心の道筋がますます強化されます。しかし、ストレスを感じているときにマインドフルな状態になり、立ち止まって自分の経験を〈認識〉し、〈許可〉することを学べば、何かが変わるはずです。一時的な望みや恐怖に基づいて反応的になるのではなく、より深い知性、創造性、そして配慮から状況に対応できるようになります。その結果、本当の幸福と平和に関連する新しいパターン、新しい神経経路が脳内に形成されます。

経験を肯定すればするほど、その肯定の柔軟性とプレゼンスが生きた細胞に具現化され、あなたの人生経験全体を形作ることになるのです。

〈認識〉と〈許可〉：詳しい説明

第1章で〈認識〉と〈許可〉のステップを紹介しましたが、マインドフルネスの核となるこうした要素がＲＡＩＮの基盤となっているので、ここでさらに詳しく説明したいと思います。

〈認識〉は、今あなたが経験している思考や感情、気持ち、感覚などに注意を向けた瞬間に始まります。ここで重要なのは、次の質問です。「私の中で何が起きているのだろう？」。好奇心をもって、決めつけることなく目撃者の視点に立ってみましょう。時間をかけて、気になることに注意を向けてみましょう。苦しい考えや不安な感情、傷、混乱、悲しみなどがあるかもしれません。先入観を捨てて、自分の体と心に優しく、受容的な態度で耳を傾けてみてください。探す必要はありません。ただ静かに、心の中で起きていることに気づくだけです。

時々、混乱や怒り、高ぶった考え、不安など、さまざまな経験が渦巻いていることに気づくでしょう。それは自然なことで、際立った経験にただ注意を向けましょう。また、無感覚や空虚感から始まることもあるでしょう。実際、これらも感情的な状態なので、そうしたものには「空っぽ」、「無感覚」などと名前をつけてください。

〈認識〉することは、催眠状態から目覚めるための最初のステップです。ほんの少しの時間かもしれませんが、これが重要です。あなたは恐怖や怒りの波から頭を持ち上げ、そうしたものを「今、ここ」で眺める存在（プレゼンス）になるのです。

次のステップである〈許可〉では、たった今認識したばかりの思考や感情、気持ち、感覚を「ありのままに」することを求めます。このステップでは、「この認識とと・も・にあることはできるだろうか？」や「この認識をありのままにすることはできるだろうか？」と自分に優しく問い掛けます。この時点で抵抗を感じるのは当然のことで、そのような感情が消えてしまえばいいのにと思うかもしれません。〈許可〉には、「拒絶」しているというその現実、つまり感じていることを心から嫌っているという事実が含まれる場合もあります。

思考や感情が続いている間は、それらをコントロールしようとしたり、解決するために何かをしようとしたりせずに、立ち止まります。物事を分析して解決したいと思う強い衝動に駆られるかもしれません。しかし、その衝動もありのままにする必要があります。これは、自分の中で起こっていること全てを気づきで包み込むための時間なのです。

マインドフルネスの二つの主要な質問

自分に問い掛けてみてください。「私の中で何が起きているのだろう？」

次に、こう問いかけてみてください。「この認識とともにあることはできるだろうか？」、あるいは「この認識をありのままにできるだろうか？」

私が担当する生徒の多くは、「ありのままを受け入れ」やすくなる励ましの言葉やフレーズを心の中でささやいています。恐怖に襲われたり深い悲しみに襲われたりするのを感じて、「肯定する」とささやくかもしれません。「これもかまわない」や「受け入れる」という表現を使うかもしれません。

〈許可〉には段階があります。最初は、不快な感覚を「我慢」しているだけだと感じるかもしれません。あるいは、「恥を肯定すると言えば、魔法のように消えてしまう」と自分に言い聞かせて取引をしていることに気づくかもしれません。それでも、「肯定する」とささやいているだけで、精神的な余裕が確保されているという感覚が生まれ始めます。あなたの全存在が抵抗しているという感覚が薄れてきます。練習を続けているうちに、防衛は緩んでいきます。経験の波に身を任せたり、リラックスして心を開いているような感覚を感じたりするかもしれません。

〈許可〉は必ずしも不快感を減らすものではありませんが、苦しみを軽減する方向に痛みとの関係を根本的に変えます。例えば、コップ一杯の染料を流しの水に注ぐことと、同じ量の染料を湖に注ぐことの違いを想像してみてください。〈許可〉は、肉体的・精神的な痛みと闘うのではなく、それを受け入れることができるように、私たちの心を広げてくれるのです。心理学者はこれを「感情耐性（affect tolerance）」と呼んでいます。

癒やしの可能性を思い出すことで、この瞬間の現実を肯定できるようになります。〈認識〉と〈許可〉を同時に行うことで、窮屈な催眠状態からより目覚めた広がりのあるプレゼンスへと変化し、最終的には人生の全てを受け入れることができるようになります。このマインドフルな気づきから、人生の困難に対して、新鮮で創造的な、より思いやりのある方法で反応できるようになるのです。

肯定の力

数か月後、ロジャーは進捗状況をメールで報告してくれました。彼は毎朝、出勤前に瞑想をしていましたが、その静寂の時間がとても心を落ち着かせ、集中できることを実感したそうです。しかし、午後に起こることはあまり予測できませんでした。彼の計算によると、怒りの感情が湧き上がったとき、四回に一回くらいは立ち止まることができました。時々、〈認識〉と〈許可〉を行っても怒りが少ししか和らがずに、後悔するような形で怒りをぶつけてしまうこともまだありました。しかし、それ以外のときには、効果が出始めていました。彼のメールは、こんな話で締めくくられていました。

先週の月曜日、あるプロジェクトマネージャーと会いました。彼は、会社の大きなプロジェクトの一つが予定よりも遅れていること、そして個人的に気が回らなかった問題がいくつかあることを認めました。

私は彼に怒りをぶちまけそうになりましたが、止まることができました。呼吸を整えて自分に何が起きているのかを尋ね、抱えている感情を「怒り」と名づけて、それをそのままにしておくことを思い出しました。彼は、プロジェクトの遅れを回避する方法がないことを話していました。すると、立ち止まり、呼吸を整えていた私のなかで何かが変化しました。なぜなら、彼の失敗に集中する代わりに、私はこの男がどれほど献身的で、どれほど正直であるかを受け止めていたのです。なんと深く考えている男なのだろう。そこで私の口を突いて出た言葉は、二人とも驚くものでした。「君が最善を尽くしていることはわかっているよ」

するといと、彼は突然、目に涙を浮かべたのです。彼は妻がステージ4の乳がんと診断されたこと、（私と同じように）十代の子どもが二人いること、本当に大変な思いをしていることについて話してくれました。

私たちは涙を流しながら抱き合いました。数か月前の私なら、知らず知らずのうちにこの男の重荷を増やしていたでしょう。しかしそのとき、私たちはそこで抱き合ったのです。それは、私の人生の中で最も悲しく、最高の瞬間でした……私はまるで、本当の人間に戻る道を見つけたかのようでした。

私たちに深く刻まれた「拒絶」の習慣、怒りの反応、不安な心配、防衛心、中毒性のある行動、自責は、私たちが自分自身に正直に生きることを妨げます。マインドフルに許すプレゼンスのなかでこのような習慣を断ち切ると、人間としての潜在能力が最大限に発揮できるようになります。これが「肯定」することの本質的な力と自由なのです。この力によって、長く続いた争いを終わらせ、和解への道を見つけることができるかもしれません。私たちを真実から遠ざけていた困難な現実と向き合うことができるようになるかもしれません。暴飲暴食や過眠をやめて、より健康的な生活が送れるようになるかもしれません。どのようなパターンの「拒絶」であっても、ＲＡＩＮの最初のステップを実践することで、変化できる可能性が高まります。

強い感情が湧いたときには、ＲＡＩＮの後半の二つのステップである〈調査〉と〈育成〉に移行して、マインドフルネスとセルフ・コンパッションを深める必要があります。マーラと一緒にお茶を飲むことで、生き生きとした、深い変化がもたらされるのはこのときです。第3章で紹介するように、ＲＡＩＮを完全に実践することが心に深く染みついた習慣を癒やすのには不可欠です。

内省：肯定すること――マインドフルネスの目覚め

少しの間、静かに座って、呼吸に注意を向けてください。

傷や怒り、恐怖、恥といった中程度の強い感情反応を引き起こす状況を思い浮かべてください（トラウマの引き金になるようなものではありません）。家族や友人との対立、依存性のある行動、仕事上の困難かもしれません。映画を観るようにその状況を見直し、最も強い感情を引き起こす部分に辿り着きましょう。その場面を一時停止させて、あなたを最も悩ませている出来事に注意を向けてください。

「私の中で何が起きているのだろう？」と自分に問い掛けて、最も苦しい、または激しい感情に気づきましょう。

次に、その感情に対する自分の態度、つまり、自分の経験を「拒絶」しているかもしれないあらゆる方法に気づいてください。何かが間違っている、こんなことがあってはならないと思っているのか、それがなくなることを願っているのか、自分を責めているのか、他人を責めているのでしょうか。あるいは、その経験を変えようとしたり、追い払おうとしたりしているのでしょうか。試しに、心の中で最も悩んでいる部分に「拒絶する」という言葉とエネルギーを直接送り込んでみてください。自分が感じていることを拒絶したときに、自分の体、心、そして頭に何が起こるかを感じてみましょう。そして、あなたがこのように感じることが多いかどうか、それが頻繁にあるものかどうかに気づいてください。

続いて、深呼吸をしましょう。そうして、その状況の最も困難な部分、最も痛ましい感情を思い出してみましょう。しかし今度は、「この感情とともにあることはできるだろうか？」、あるいは「この感情をありのままにできるだろうか？」と自分に問い掛けます。発見したあらゆるものをありのままに受け入れることのできる気づきの広がりがあなたにあることを感じましょう。ここでは、起きていることを拒絶して拒否しているあなた自身の部分さえ、肯定できます。

あなたが最も強く感じていることに「肯定する」という言葉とエネルギーを向けてみてみましょう。肯定すると、体の中ではどのように感じますか？　あなたの心はどうでしょうか？　頭はどうでしょうか？　可能な限り完全で無条件の「肯定」のままでいてみてください。肯定しているとき、あなた自身の存在感はどのように変化しますか？

数日後、数週間後のことを想像してみましょう。もしこのような状況が再び起こったとき、困難な感情に名前をつけ、十分に立ち止まり、ありのままを〈許可〉することができたら、どのように感じるでしょうか？　もし、あなたが立ち止まって自分の内面を肯定できたら、どんな可能性が開けるでしょうか？

質問と回答

誰かを傷つけてしまったとき、あるいは誰かに傷つけられたときに「肯定する」と言うことに不安を感じます。有害な行為に「拒絶する」と言うことは重要ではないのですか？

「肯定する」という言葉を使うとき、「今、この瞬間」の現実、つまりあなたの実際の感情や感覚を素直に認め、それに心を開いていることを意味します。あなた自身や他人の有害な行動を肯定しているわけではありません。もし誰かに感情的な虐待を受けたとして、あなた自身の中の恐怖や怒りの感情に対して「肯定する」と言ったとしても、相手の言動を肯定していることにはなりません。実際、自分の内なる経験を認識し、それを受け入れることができれば、より大きな勇気と明快さをもって、傷つく状況を拒絶できるようになるでしょう。

しかし、怒りに「肯定する」と答えることは、自分をさらに苛立たせ、他人に八つ当たりする可能性を高めてしまうのではないでしょうか？

怒りに対して「肯定する」と言うことは、体の中のエネルギーの熱や爆発力を肯定しているのであって、怒りの思考の内容を肯定しているのではありません。怒りのエネルギーを「肯定する」ことは、思考の「正しさ」を確認することでもありません。「肯定する。～は本当に悪い」や「肯定する。～に仕返しをしよう」と同意しているのではありません。怒っているという現実を認めているだけなのです。実際、傷ついたときに暴言を吐くことが習慣になっている人は、「肯定する」と言うことで自分の経験の「今、ここ」に寄り添い、反応するのではなく一旦立ち止まってUターンできるようになります。そのように立ち止まる中で、怒りの下に埋もれた何かを見つけることができるかもしれません。そしてロジャーのように、他の反応の仕方を選べることも発見するかもしれません。傷ついて自分や他人を責めるという古い行動パターンに囚われる必要はないのです。

自分が「悪い」人間だと決めつけているときに「肯定する」と言うことは、自分が本当に欠点のある人間だと確認しているように感じます。

怒りの思考と同じように、決めつけ的な思考であっても、「肯定する」という言葉は単純な〈認識〉と〈許可〉を意味します。ここでは、決めつけそのもの（「私は悪い」）が真実であることを認めているのではありません。怒りに対処するのと同じように、決めつけを〈認識〉して〈許可〉することで、Ｕターンして自分が感じている決めつけに伴う恐怖や恥を明らかにすることができるようになります。これにより、あなたは「線よりも上」に移動できます。自分の内なる批判者に対して、より多くの視点や知恵、思いやりをもって対応できるようになるのです。

「肯定する」と言うこと（〈認識〉と〈許可〉）で恐怖心や恥の感覚がより強くなる場合はどうすればいいですか？　扱いきれないほどの場合は？

私たちが継続的に考え続けない限り、全ての感情はアーチを描きます（始まり、ピークを迎え、過ぎ去る）。感情が生まれた直後にその感情と繋がり、「肯定する」と言うことで、その感情が最大まで強まるのを〈許可〉できます。ここで耐えることができれば、それは癒やしへと繋がります。感情は自然に生まれて消えていくことができ、あなたは柔軟な見晴らしの利くプレゼンスのなかで穏やかに眺める能力を強化することになります。しかし、感情が強すぎて圧倒されてしまうかもしれないと感じる場合、今は「肯定する」と言うべきときではありません。以下の章（特に、恐怖について扱った第６章）では、ＲＡＩＮの

――練習に戻る前に支援を求めたり、回復力を高めたり、頼れる援助を開発したりするためのさまざまな方法を紹介します。

第３章
RAINは本当の自分を明らかにする
――RAINのステップ３とステップ４――

人生とは非常に単純なものです。私たちは完全に見通せる世界に生きていて、そこには常に神々しい光が降り注いでいます。これは単なる素敵な物語や例え話ではなく、真実なのです。

トーマス・マートン

一九五〇年代半ば、バンコクの古い寺院の敷地内を新しい高速道路が通ることになり、僧侶たちは何世代にもわたって愛され崇拝されてきた巨大な粘土製の仏像を移動しなければならなくなりました。しかし、クレーン車で仏像を持ち上げようとしたとき、重い仏像は傾いて、粘土が割れ始めました。急いで仏像を地面に降ろした僧侶たちは、嵐が近づいていたので、仏像を防水シートで覆いました。

その日の夕方、仏像の損傷の程度と濡れていないかどうかを確認するために住職が仏像のもとを訪れました。懐中電灯で防水シートの下を照らすと、一番大きな割れ目から光が反射しているのが見えました。近づいてよく見ると、厚い粘土の下に何かがありそうでした。他の僧侶たちを起こしに行き、ノミやハンマーを持ってきて、一緒に割れ目を削り始めました。輝きはますます増していき、長時間の作業のあと、僧侶たちは後ろに下がって、目の前の光景に畏敬の念を抱きました。現れたのは、黄金の仏像だったのです。

歴史家たちは、この仏像が数百年前にその寺の僧侶たち自身によって粘土で覆われたものだと考えています。隣国の軍隊に襲われることを想定して、僧侶たちは大切な仏像が略奪されたり破壊されたりしないように守ろうとしたのです。僧侶たちは戦いの中で全員死にましたが、仏像は無傷で生き残りました。

現代の僧侶たちがこの話をするとき、彼らは、私たち人間には脅威や困難に直面したときに自分の黄金を隠すための習慣がそれぞれあると言います。私たちの苦しみは、私たちがそうした防衛的な覆いと自己を同一視し、私たちの存在に本質的に備わっている慈しみに満ちた気づきを忘れてしまったときに生じるのです。

黄金を思い出す

　私が黄金の仏陀について読んだのは、最初の夫と離婚を合意してから一か月ほど経った頃のことでした。アレックスと私はスピリチュアルな実践を十年間共にしていたので、離婚も友情と敬意をもって乗り越えることができると思っていました。しかし、私たちは財産や子どもの世話のスケジュール、別居に伴う多くの問題で対立して身動きがとれなくなりました。お互いに、黄金ではなく、真っ赤になっていました。

　この苦境を乗り越えたいと思いながら、私は五歳の息子のナラヤンに離婚の話をするのを先延ばしにしていました。黄金の仏陀のイメージを内面に抱くようになったとき、私には夫婦の間の非難や不信感が粘土の覆いのように思えてきました。そのうち、アレックスが息子を可愛がっていたことや、優しい手を持っていたこと、植物や動物や小さな子どもを扱うのが上手だったことを思い出すことができました。そして、自分自身の恐れや怒りの下に今でもあり続ける愛を思い出すことができました。

それからの数日間、黄金の仏陀のイメージが何度も浮かび、その度に私は、今は厳しい時期だけれども、それを乗り越えようとするアレックスとの友情は無傷だという現実に、どんどん安らぎを感じるようになっていきました。

一週間ほど経ったある夜、私はナラヤンに黄金の仏陀の話をしました。そして、夫と私がもう一緒に暮らさないことを伝え、それでも夫も私もナラヤンを愛し、大切に思っていることを説明しました。ナラヤンの最初の反応は「わかった」でしたが、しばらく考えたあと、「でも、まだお互いを愛しているんでしょう?」と付け加えました。私は心から「そうよ」と答え、そのことを実感することができました。「愛することが黄金で、それは変わらないのよ」とナラヤンに伝えました。

あのとき、時間を二十七年後に早送りできたなら、ナラヤンとその妻のニコルが生まれたばかりの女の子を抱きしめている姿をアレックスが嬉しそうに眺めている場面を見ることができたはずです。また、そこには、孫のミアを胸に抱き、現在の夫であるジョナサンと一緒にビーチを歩いている私の姿もあったでしょう。今、私たち全員が黄金に輝いています。

本当の「わたし」とは？

私は、私たち誰もがつくっている防衛的な覆いを「自我の宇宙服」と呼んでいます。この宇宙服は、家族や文化の中で傷つき、葛藤しながら乗り越えていく過程で、安全や承認、愛の要求を満たすために開発された戦略や防衛策でできています。こうした防衛策には必要なものがある一方で、苦しみの原因になるものもあります。自分の無邪気さや純粋さ、弱さや優しさを覆い隠してしまうと、自分の本質的な姿を見失ってしまうからです。自分のアイデンティティが自我の宇宙服と結びついてしまい、自分の中の黄金を忘れてしまうのです。

視野を広げて眺めると、このようにアイデンティティを狭めることは進化のプロセスの当然の結果だとわかります。全ての生物が、第一の活動として、命にしがみついて、脅威を避けます。生き物は自分を守るために、膜やウロコや皮膚や殻を持っています。また、目指す方向へ進むための反射神経や方法、戦略を持っています。脳は、他の存在を認識し、危険に反応するように設計されています。人間が地球上に生命の形として誕生したとき、私たちはすでに欲求と恐怖に満ちた自己と、その延長線上にある自らが所属する小さなグループや部族を中心に組織されていました。しかし、私たちの物語はここで終わりません。

　私たちはホモ・サピエンス・サピエンス（知っていることを知る存在）ですので、自己を認識しています。人間の脳の中で最も新しく進化した部分である前頭前野は、自分や他人の中で起きていることを眺めたり、それに対して思いやりを感じたりする能力を司っています。神経科学者が発見したように、瞑想によって注意を深めると、自己認識に関連する脳の部分が活性化されます。そうすると、無意識のうちに抱いている恐れや固定観念に自分で気づくことができるようになります。また、満たされていない要求のためにいつまでも武装を解けなかったり貪欲になり続けたりする様子を自分で認識できるようになります。そして、自分が何者であるかという全体的な感覚が、こうした自我の覆いによって閉じ込められ不明瞭になっている様子を理解し始めることができるのです。

　ＲＡＩＮのマインドフルネスと思いやりによって、私たちは日常生活の中でも、この閉じ込められた催眠状態から目覚められるようになります。厚い粘土の覆いに優しいＲＡＩＮの眼差しが降り注ぐと、恐怖心や貪欲さが解消され、覆いは少しずつ透明になっていきます。そして、次第に私たちの黄金の光が見えるようになります。

RAINの後半の2ステップ：〈調査〉と〈育成〉

ソフィアの世界は、大学三年の初めに恋人に別れを告げられたことで崩壊しました。ザックとは一年生のときから付き合っていて、ソフィアは彼が人生のパートナーになるだろうと思っていました。ザックは思いやりがあって、明るく、面白く、ソフィアが不安になったときには完全に肯定してくれる理想の相手でした。しかし今、彼は他の人と付き合っています。不安と抑うつに打ちのめされたソフィアは、学業に身が入らなくなり、カウンセラーのアドバイスでその学期は休学することにしました。

自宅からセラピストのもとに通いながら数か月すると、穏やかで希望を感じる日もありました。しかし、大学に戻ることを想像すると、ソフィアはパニックに陥りました。戻れば、全てのストレス要因に一人で直面しなければならないうえに、ザックとその恋人に出くわしてしまう可能性があるからです。ソフィアが寝室に閉じこもって丸一日出てこなかった後に、私の水曜日の夜のクラスで常連となっている彼女の母親から「娘に会ってみてくれませんか」とお願いされました。

最初、ソフィアは私の質問に丁寧に、手短に答えていました。しかし、私が大学生活での特別な関心事について尋ねると、ソフィアは、問題を抱えた若者のために都市部のクリニックでインターンシップをしていたことについて活き活きと話し始めました。ソフィアは子どもたちにヨガを教えたり、感情知能の基本を学ぶグループの副リーダーを務めたりしていました。ソフィアは私にこう言いました。「彼らと一緒にいるのが好きなんです。彼らが気難しいときもね。あの子たちが問題を起こしているのは、傷ついているからだということがわかります」。そして、「大学に行けなくなって、あの子たちに会えないことが何よりも寂しい」と切なげに言いました。

ソフィアは目を伏せてうつむきました。「時々、とても不安になります。パーティーなんて拷問のようです。教授の前では緊張してしまうので、彼らには無視していると思われているだろうし、いつも次の論文や試験のことが気になって仕方がありません。大学に戻っても、体調やこうしたことがまた悪くなるのではないかと心配です」。そして、「ザックがいないと、私はセーフティネットを失ったように感じます」とも話しました。

私がRAINを紹介し始めると、ソフィアはザックのことを考えるときに頭の中に浮かぶ自己批判的な声をすぐに〈認識〉しました。「フェイスブックでザックの恋人を見たんです。

かわいくて、金髪で……」。ソフィアは自分のお腹へ視線を向けました。「多分、別れてから五キロくらい太りました。批判的な声は、ザックが本当は私を愛していなくて、かわいそうで憐れな私を救うヒーローになろうとしていたのだと語りかけてきます」。ソフィアは涙を流し始め、焦ったように目元を拭いました。

「ソフィア、ひとまず、その声が言っていることを『批判的な思考』と名づけて、数分間そのままにしておいてみましょう」と私は優しく言いました。彼女がうなずくと、私はこれが〈許可〉と呼ばれるステップであることを説明しました。私たちは一緒に感情や感覚、思考を〈認識〉して、それらを押し戻したり戦ったりすることをやめました。

そして、少し時間を置いてから、RAINのIである〈調査〉へとソフィアを導きました。「では、自分の体の中、思考の中に入って、最も意識していることに注意を向けてみましょう」

「中は、暗くて重い。きつくて圧迫感があります」とソフィアは言いました。

「その暗くて重くて圧迫感が一番ひどいのはどこですか？」。ソフィアがすぐに片手を胸に当てたので、私はそのままにしておくように伝えました。「その暗くて重くて圧迫感のある部分とコミュニケーションできるとしたら、その部分は何を表現していると思いますか？」

しばらく沈黙したあとに、ソフィアはこう言いました。「小さな女の子が見えます……彼女は私です……暗闇の中でしゃがんでいます」

「女の子が何を信じているのかわかりますか？」

長い沈黙のあと、ソフィアは言いました。「彼女に問題があるのが周りの人たちにわかって、何か悪いところがあるとわかって、そしたら、みんなに愛してもらえなくなる」

「とても孤独で愛を失うことを恐れている幼い自分の部分を感じながら、たった今、どう思いますか？」。ソフィアは両手に顔をうずめて泣き始めました。ソフィアが落ち着きを取り戻すと、私はティッシュと水を渡しました。

しばらくして、ソフィアはこう言いました。「彼女はただの子どもで……何も悪いことをしていないのに……とても、とても悲しいです」

私は頷きながら、「女の子があなたに一番求めているのは何ですか？」と聞きました。

ソフィアは大きく息を吸ってから、溜息をつきました。「彼女は、私に理解してもらい、自分がそこにいることを知ってほしいと思っています。何があっても気にかけてもらえるということを知りたいんです」

続いて、私たちはＲＡＩＮのＮである〈育成〉へと移りました。私はソフィアに、少し呼吸を整えてから、最も賢く、最も優しい自分を呼び起こすように伝えました。ソフィアのなかで、幼い女の子を理解できて、女の子の悲しみと優しさを感じることができた部分です。

私は次のように説明しました。「このような自分を『高次の自分』や『未来の自分』と呼ぶ人もいます。もしかしたら、クリニックで子どもたちと一緒にいたときに、子どもたちに心から関心を持ち、気遣うなかで、あなたはこの賢くて優しい自分を経験したのかもしれません」

ソフィアは目を開けて、小さな声で言いました。「そうね……私は彼らに対して時々そう思っていました。あの子たちはまだ幼いし……つらい思いをしているし……それは彼らのせいじゃないんです」。少し間を置いて「『未来の自分』という表現が好きです」

ソフィアは再び目を閉じ、私は続けました。「今度は自分の胸に手を当てて、クリニックの子どもの一人を慰めるのとちょうど同じように、未来の自分から幼い自分に思いやりの心を向けてみてください……そのときに、名前で呼びかけてみてください」

それからしばらくして、ソフィアは自分の胸をゆっくりと優しく撫で始めました。そして「私はここにいるよ、ソフィア、あなたと一緒にいたい、とてもつらくてごめんなさい。あなたのことを思っているわ。……本当に気にかけているの」

一分ほどして、ソフィアの呼吸は深くなり、しばらくして彼女は目を開けました。私は、どんな気持ちかを尋ねました。「私が女の子を慰めたときに、何かが変わりました。実際に体が軽くなっています……。悲しくて、軽くて、もっとリラックスしています。たった今、こうして静かに座っていたら、私はいつもより……自分らしく……私がなりたいと思っている人間になれたような気がしました」

私は、次のミーティングでソフィアに黄金の仏陀の話をするつもりでした。そして、いかに私たちが防衛的な覆いに囚われて自分の善良さを忘れてしまっているかについても。しかし、ひとまずこのときは簡単な課題を与えました。自己批判的な声が彼女を批判したり、不安をかき立てたりし始めたら、いつでもＲＡＩＮを実践するということです。実践時間の長さは問題ではありません。重要なことは、自分の考えからＵターンして、体の中で何が起こっているのかを〈調査〉し、何を発見してもそれに対して思いやりを持つことです。

帰り際に、ソフィアは「私が大学に戻るとしたら、未来の自分が私の代わりに行く方法しか考えられません」と言いました。

私は笑いました。そして、ＲＡＩＮに関して気に入っている点を一つ紹介しました。「自分を〈育成〉すればするほど、未来の自分、つまり最高の自分の視点をもって生きていることに気がつくようになります」

「RAIN（雨）のあと」：黄金の輝きを見る

ＲＡＩＮのステップを終えて、しばらく静かに座っていると、ソフィアは自分がなりたい自分に少し近づいたように感じました。このように、「今、ここ」にいる自分のプレゼンスを十分に感じながら休まる瞬間を、私は「ＲＡＩＮ（雨）のあと」と呼んでいます。本物の雨が降ったあとは空気が爽やかで見晴らしが利くように、ＲＡＩＮの最初の成果は4つのステップを終えた直後に現れることが多いものです。しかし、忙しい毎日を送っていると、この貴重な瞬間を見逃してしまうかもしれません。ですので、すぐに次の行動に移るのではなく、立ち止まって、プレゼンスの中で休息する必要があります。そこで休息すると、自分の存在感が大きくなっていることに気づくかもしれません。私たちはもはや、制限された物語の中にいるのではなく、恐れや欠点のある自己から抜け出すことができます。自分の自然な寛容さ、目覚めた感じ、そして優しさに気づくのです。これは黄金の、すなわち私たちの基本的な善良さの素晴らしい魅力です。

ソフィアにとって、心を開いたプレゼンスと繋がることは、自分自身を信頼することへの第一歩でした。大学に戻った彼女は、何通もメールをくれました。そのなかの一つは、次のように始まっていました。「ザックのことを『自分のセーフティネット』だと思っていました。今では、未来の自分がいつも私を支えてくれていることを感じます」。そして、彼女がインターンをしていたクリニックで会った九歳の女の子の話をしてくれました。その子は里親の家で虐待を受けていて、最初はスタッフと話すことも目を合わせることもありませんでした。しかし、ソフィアが三回目に訪れたときに、少女はソフィアが次にいつ来るのか聞きました。ソフィアは、「女の子に、来週だよと答えました。それから、さよならのハグをしてもいいかを聞きました。その子は恥ずかしそうにうなずいて、体を強張らせていたけど、ハグをしたときに、彼女が私から離れたくないと思っていることがわかりました」と話しました。

◇

私たちの中には、黄金と繋がり、黄金の心を生きたいと求める声があります。未来の自分、高次の自分、覚醒した心、仏性、大霊、キリスト意識、神々しさなど、どのように呼ぶにしても、私たちは本当の自分らしさを現したいと感じています。自我の覆いと同一化することは、進化の過程で身につけてきた生物としての普遍的な部分ですが、ラディカル・コンパッションに目覚めることで、この閉じ込められた催眠状態から解放されるのです。ＲＡＩＮは、私たちの本質である光輝く慈しみに満ちた気づきへと導いてくれて、私たちはその思いやりに満ちたプレゼンスのなかで生きられるようになります。第2部では、この内なる輝きを妨げている恐れや傷の部分に、癒やしのＲＡＩＮを直接もたらす方法を探ります。

続く章では、さまざまな状況に合わせてＲＡＩＮを実践するためのヒントも紹介します。以下に基本となるステップをまとめていますので、いつでも立ち戻って復習できます。

瞑想：ＲＡＩＮステップ・バイ・ステップ

静かに座って目を閉じ、数回深呼吸を行いましょう。怒りや恐怖、恥や絶望など、困難な反応を引き起こすような、身動きが取れないと感じている現在の状況を思い浮かべてください。家族との衝突や持病、仕事での失敗、依存症の痛み、後悔している過去の会話などかもしれません。少し時間を取って、場面や状況を視覚化したり、話した言葉を思い出したり、最も苦しい瞬間を感じたりして、その経験に入り込みましょう。あなたの物語のなかの感情を強く引き出す本質の部分に触れることが、ＲＡＩＮによって癒やされるときのプレゼンスを探るための出発点となります。

Ｒ：起きていることを〈認識〉する

その状況を振り返りながら、「今、私の中で何が起きているのだろう？」と自分に問い掛けてみてください。いちばん強く気づくのはどのような感覚ですか？　どのような感情がありますか？　心の中は雑念でいっぱいですか？　少し時間を取って、心の中で最も顕著なもの、または状況の全体的な感情のトーンに気づいてみましょう。

Ａ：ありのままの人生を〈許可〉する

心に、この経験全体を「ありのままに」受け入れるようにメッセージを送りましょう。この瞬間に「あるものは……あるのだ」と、立ち止まって受け入れようと思うウィリングネスを持ちましょう。「肯定する」、「同意する」、「ありのままにする」などの言葉を心の中で呟いてもよいでしょう。

心の中で大きな「拒絶」を肯定している自分に気づくかもしれません。心と身体が痛々しく縮こまって抵抗するのを肯定しているかもしれません。「これは嫌だ！」と言っている自分の一部を肯定しているかもしれません。どれも、自然な流れです。ＲＡＩＮのこの段階では、ただ真実に注意を向けて、見つけたものに対して決めつけたり、押しのけたり、コントロールしたりしません。

Ｉ：優しく、好奇心のある注意を向けて〈調査〉する

経験に興味を持ち、優しく注意を向けましょう。次のような質問をするとよいでしょう。順番や内容を変えながら、自由に試してみましょう。

- この状況で最悪な部分は何だろう？　私の注意を最も引くことは何だろう？
- 信じていることの中で最も難しいこと・苦しいことは何だろう？
- この状況からどのような感情（恐れ、怒り、悲しみ）を呼び起こされるだろう？
- この状況についての感情は、体のどこで最も強く感じられるだろう？（注：喉、胸、お腹を調べるとよいでしょう）

●どのような気持ちがあるだろう（例えば握りしめられた、生々しい、熱いなど、どのような感触または感覚があるだろう）？
●こうした気持ちや感情を最もよく反映する顔の表情や体の姿勢になってみると、何に気づくだろうか？
●こうした気持ちは、以前に経験したことがあるものだろうか？
●私の中の最も傷つきやすい部分が何かを伝えられるとしたら、何を表現するだろうか（言葉、気持ち、イメージ）？
●その部分は、状況に対して私にどのようにしてほしいと望んでいるか？
●その部分が（私から、あるいは慈しみと知恵のより大きな源から）最も必要としているものは何だろう？

多くの生徒が最初は、〈調査〉は認知能力を全開にして取り組むものだと考えています。状況や自分自身を分析し、苦しみの原因を可能な限り多く特定しようとします。しかし、これはよくある誤解で、その方法は〈調査〉の本質である身体的な気づきを呼び覚ますことから逸脱しかねません。心を探求することで理解は深まるかもしれませんが、むしろ身体的な経験に気づきを開くことこそ、癒やしと自由への入り口なのです。

何が起きているのかを考えるのではなく、体に注意を向け続け、最も傷つきやすい部分の感覚や感触に直接触れてみましょう。完全に「今、ここ」にいる手応えを感じたら、次にその最も傷つきやすい部分が癒やされるために本当に必要なものに耳を傾けてみましょう。

N：慈しみに満ちたプレゼンスで〈育成〉する

必要としているものがわかってくると、自然にどのように反応するでしょうか？　あなたの存在の中で最も賢明で思いやりのある部分を呼び出してきて、その部分から自分に慈しみのメッセージを伝えたり、内面に向かって優しく抱きしめたりするかもしれません。胸にそっと手を当ててみるかもしれません。柔らかい光に包まれた幼い自分の姿を思い浮かべるかもしれません。親やペット、先生やスピリチュアルな存在など、信頼できる人が慈しみで包んでくれている様子を想像するのもよいでしょう。言葉や接触、イメージやエネルギーなど、自分の内なる生命と仲良くなる方法を自由に試してみてください。自分が最も成長していると感じる方法、自分の最も弱い部分が愛されている、理解されている、安全であると感じることができる方法を見つけましょう。必要なだけの時間をかけて、内面に向けて思いやりを提供し、それが受け取られるままにしましょう。

ＲＡＩＮのあとで

ＲＡＩＮの四つのステップでは、注意を向けるための方法を積極的に使いました。ＲＡＩＮのあとは、行動から「そこにいる」ことへと移ります。ここでは、リラックスし、雨が降ったあとの心の広がりに入って行くままにしましょう。その気づきの中で休んで、慣れ親しみましょう。ここがあなたが帰ってくるべき本当の場所なのです。続いて、あなたのプレセンス（寛容さ、覚醒、優しさ）の質に注意を払いながら、自分自身に問い掛けてみましょう。

●この瞬間、私の「ここにいる」感じ、私が誰であるかという感じはどうなっているだろう？

●瞑想を始めたときと比べて、そうした感じはどのように変化しただろう？

注：まだ生々しさを感じていたり、新たな困難が出てきたりした場合は、そうした感情を優しさで受け入れましょう。

瞑想：未来の自分に助けを求める

この瞑想を始めるにあたり、「未来の自分」を、あなたのいちばん発展した心を表現する言葉で、例えば「賢明な自己」、「高次の自己」、「目覚めた心」、「目覚めた精神」などと自由に置き換えて構いません。

楽な姿勢になり、目を閉じて静けさに包まれます。何度か大きく深呼吸をして、注意を集中しましょう。息を吐く度に、体に溜まった緊張をいくらか解いていけるでしょうか。現在の生活を振り返って、恐怖や傷、怒りなどの感情の反射に囚われていると感じる状況に注意が引き込まれていくままにしましょう。

次に、今から十年後、二十年後の未来に目を向けて、未来の自分の家を思い浮かべましょう。その家で、未来の自分はどこにいますか？　家の中ですか、それとも外ですか？　特定の部屋にいますか？　あなたにとって特別な意味を持つ絵や家具、植物は近くにありますか？　服装、髪型、表情など、未来の自分はどのような姿をしていますか？　未来の自分の目にはどのような感情が宿っているでしょう？　優しさが感じられますか？　気遣いながら歓迎してくれていますか？

では、あなたの中で身動きがとれなくて傷つきやすいといちばん感じている部分と繋がり、現在のその困難を未来の自分に打ち明けてみましょう。

続いて、未来の自分が現在の自分に癒やされるような注意と気遣いを向けてくれている場面を想像してみましょう。優しさを感じたり、エネルギーに満ちた抱擁を受けたりしているかもしれません。また、導きや安心感を与えるメッセージを受け取るかもしれません。その温かさと思いやりと知恵をどれほど完全に受け入れることができるか、試してみましょう。未来の自分があなたを抱きしめ、慈しみに満ちたプレゼンスで満たしてくれるのを感じましょう。今、最も困難なことが何であれ（最も深い恐れや悲しみでさえ）、この寛容で滋養されるプレゼンスに包み込まれているのを感じましょう。完全に一体になっていると感じられるまで、未来の自分の抱擁の中でリラックスしましょう。

あなたのいちばん発展した心の慈しみと知恵が、今も、これから先も、あなたの中に息づいていることを、しばらくの間感じましょう。練習を重ねることで、この覚醒した思いやりのある心の広がりに簡単にアクセスできるようになると信じましょう。

質問と回答

未来の自分や高次の自己と繋がることができない場合はどうしたらいいですか？

誰でも時には孤立していると感じることはあるので、多くの人がこの質問をします。感情的な反応に囚われていると、自分の中の寛容で優しい部分が遠い存在のように、またはそもそもそのような部分はないかのようにさえ感じられてしまうことがあります。しかし、そんなことはありません。それは、いつも近くに存在しています。ただ、自分の最も発展した現れを呼び出すことは人生を通じて練習していくものともいえ、呼び掛ける度にうまくなっていきます。ここでは、二つのアプローチをご紹介します。

●心と頭が目覚めているときの表れに、日々の生活の中で注目できるようになりましょう。星空を眺めていると、センス・オブ・ワンダーに包まれることがあるかもしれません。傷ついた友人を抱きしめて、とても優しい気持ちになるかもしれません。マインドフルに呼吸をしていて、内なる静けさに触れるかもしれません。愛する人が厳しく自己批判しているのを聞いて、あなたの目を通して自分を見てほしいと強く願うかもしれません。このようなときには、あなたの目覚めた自己が「今、ここ」にいます。少し時間を取って、経験の感触を認識して探りましょう。この心の広がり、慈しみに満ちた意識が、あなたの真の姿なのです。それに慣れ親しみましょう。自分自身に「このことを忘れないで」とささやいてみてもいいでしょう。そうすれば、行き詰まったとき、力を借りたいときに、こうした瞬間を呼び戻すことができます。そして、いつもそこにある黄金と繋がることができます。

●行き詰まりを感じたら、未来の自分がすぐそばにいて、耳を傾け、あなたに気づいている「かのように」行動してみましょう。たとえそれが演技をしているように感じられたとしても、思いやりのある「今、ここ」で寄り添う存在と親密になりたいという祈りや願いを心の中で呟いてみてください。練習を重ねるうちに、未来の自分の方を向くだけで、目覚めたやさしいプレゼンスに近づくことができることに気づくでしょう。

賢い自分や未来の自分を妄想しているのではないと、どうすればわかりますか？

学生はよく、自分がなりたいと思っている自分を妄想しているだけなのではないかと心配します。未来の自分がノーベル賞受賞者や大統領、ローマ法王……あるいはその三つの全てであれば、それは妄想かもしれません。しかし、「未来の自分」は、社会的な業績とは関係ありません。むしろ、心が開かれていて、頭が澄んで目覚めているときのあなたの姿や生き方を表しています。

賢くて思いやりのある未来の自分の姿が想像できるのは、そのような能力がすでにあなたの一部だからです。賢くなった自分や未来の自分を思い浮かべるときは、自分を騙しているのとはまったくちがい、実際は、あなた自身の中にある可能性を呼び出してきています。最も大切にしている資質を呼び出せば呼び出すほど、その資質はあなたの一部として継続的に利用できるようになります。

ＲＡＩＮが上手にできない場合はどうしたらいいですか？

私たちは、恐怖心や反応しやすい感情を抱えて何十年も生きてきました。そうしたつらいしがらみが解けていくには、時間がかかります。自分がやっていることがうまくいかないと感じるのはとても自然なことです。ＲＡＩＮを使ってみても、古い行動や思考のパターンの影響を受けて気分がかえってひどくなることもあるでしょう。あるいは、以下のステップで行き詰まってしまうこともあるかもしれません。

認識：混乱した気持ちになり、立ち止まって何が起きているのかを〈認識〉しようとしても、混沌としたままぼんやりとした気持ちが続くかもしれません。

許可：深い羞恥心に気づいても、それを〈許可〉できないかもしれません。

調査：苛立ちに触れ、〈調査〉をして、それが怒りに変わり、怒りの物語に引き込まれ、RAINの実践を終えるかわりに怒りを抱えたまま日常生活に戻ってしまうかもしれません。あるいは、不安を〈認識〉し、それを少しの間〈許可〉して〈調査〉を始め、強い不安を感じて、結局インターネットで気を紛らわせようとするかもしれません。

育成：自己批判や自己嫌悪に陥り、自分の中で愛おしさを感じられない部分を〈育成〉する方法を見つけることができないかもしれません。

RAINのあとで：RAINのステップを踏んだつもりでも、プレゼンスの中で静かに休もうとすると、落ち着かなかったり、気が散ったり、不安になったりすることがあるかもしれません。このような状況では、RAINがうまくいかなかったと結論づけるかもしれません。しかし、実際には、プレゼンスに向かって意図的に動くだけで、たとえ催眠状態が再発したとしても、古い行動や思考のパターンを妨げて、必ず癒やしに役立ちます。

たとえ気が散ったとしても、不安や恥、怒りを多少なりとも以前よりもしっかりと「今、ここ」のプレゼンスの中で経験できています。それを信じることで、準備ができたときに実践を再開し、ＲＡＩＮによる癒やしのプロセスを続けることができるようになります。

癒やしと目覚めのための全ての実践の例にもれず、ＲＡＩＮでも、忍耐強く、柔軟で、実験するといった姿勢が必要になります。

●ＲＡＩＮのステップを先生やセラピストと一緒に探求したり、ガイド付きのＲＡＩＮ瞑想を聞いたりすることで、より豊かな体験ができるかもしれません。また、友人と一緒に行うことで、ＲＡＩＮが生き生きとしたものになるかもしれません。（３７８頁のＲＡＩＮパートナー参照）

●十分な睡眠を取り、（大量の、贅沢な、甘い食べ物を）食べた直後ではなく、運動や瞑想をした後だと、ＲＡＩＮの実践がより効果的になるでしょう。

●安心できる特定の環境が必要な場合もあります。

●服薬の量を変える（追加、増量、減量、やめる）ことで自分の内面とつき合いやすくなることに気づくかもしれません。

自己批判を捨て、好奇心を持ち続け、実践を続けていけば、自分にとって最適なＲＡＩ

Nのアプローチを見つけることができるでしょう。

興奮すると、自分の社会保障番号さえ思い出せないほどパニックになってしまいます。どうしたらRAINのステップを覚えることができますか？

感情的に反応しやすい状態から抜け出せなくなればなるほど、出口を見失ってしまうことは事実です。第2章で紹介した最初の二つの質問をベースにした次のリマインダーを使うと、RAINのステップを直接踏むことができるでしょう。

- 私の中で何が起きているのだろう？（R、〈認識〉）
- この感情とともにあることはできるだろうか？（A、〈許可〉）
- 私の中で**本当**は何が起きているのだろう？（I、〈調査〉）
- この感情と……優しさをもってともにあることができるだろうか？（N、〈育成〉）

迷ったり混乱したりしていることに気づいたときは、こうした質問が正しい道に戻るための助けとなるでしょう。

第2部

心の世界にRAINを

第４章 否定的な自己信念を手放す

私たちは正気を失うことが悪いことであるかのように考えます。しかし、私は「正気を失いましょう」と話します。意図的に正気を失うのです。自分の考えや信念を超えたところにいる本当の自分を見つけるのです。

ヴィロニカ・トゥガレヴァ

「自分はどこか問題がある」という信念が大きな妨げになって「わたし」の中の黄金を認識できない場合が多々あります。自分を価値のない存在と感じる催眠状態について教えていると、よく次のような質問を受けます。「私たちはなぜ自分に欠点があると信じて、それほど固執するのですか？　私たちはなぜ自分の苦しみに忠実で、自己批判をせずにはいられないのですか？」

自分自身を受け入れ、信頼したいと切に願う一方で、否定的な自己信念から解放されようとすると、まるで体の奥深くに埋もれた何かを取り除こうとしているかのように感じることがあります。ある意味において、私たちはそうしているのです。

私たちの信念は、頭の中だけでなく、体としっかり結びついた感覚や感情の集まりの中にも息づいています。私の好きな言葉に「問題（issue）は体の組織（tissue）に宿る」があります。そうした信念は、深く染み込んで、「自分」のように感じられます。ほとんどの場合、幼少期に形成された現実の解釈に根差していて、私たちはそうしたものを人生の指針にし、自分を守るために利用しています。そうした信念は「わたし」がどんな人間かを教えてくれ、自分や他人や世界から何を期待できるのかを教えてくれるのです。

私たちの最も強力で否定的な自己信念は、幼少期に体験した恐怖や傷ついた事柄から生まれます。生存のためのネガティビティ・バイアスにより、私たちは楽しい出来事よりもつらい出来事をより簡単に覚える傾向があります。肯定的なコメントよりも批判的なコメントを、美しい夕日よりも犬に噛まれたことを覚えているのです。心理学者のリック・ハンソンは、

「脳はネガティブな経験に対してはマジックテープのようで、ポジティブな経験に対してはテフロン加工されているようだ」と話しています。

脅威となりそうなものに対するこうした執着は、確証バイアスと呼ばれる別の傾向によってさらに強くなります。確証バイアスとは、自分の信念と一致したり、それを強化したりする情報に注意が集中する傾向のことで、特に自分の価値を考えるときのように感情を帯びやすい事柄の場合には、顕著になります。その結果、私たちは個人的な欠点があるという信念を完全に信じるようになります。

私たちは心の中でひっきりなしに対話をしながら、自分には欠点があるという感覚を日常生活の中で持ち続けます。自分の思考をよく観察すると、背後で裁判官が「私のおこないに問題はないか？」と問い続け、理想的な基準と現実とのギャップを非難していることがわかるかもしれません。また、すぐに挫折してしまうのではないか、自分の欠点を指摘されるのではないか、といった心配事にも気がつくかもしれません。

恐怖に基づいたそうした思考を続けている限り、自分についての否定的な信念は効力を維持します。カルロス・カスタネダは、私たちは内なる対話によって自分の世界を維持している、自分に語り掛けるのをやめたとたんに世界が完全に変わる、と書いています。

ポリネシアで語り継がれる物語は、恐怖や自己疑念に従うことの究極の代償について伝えています。

その昔、部族のリーダーとして崇拝されていた女性がいました。女性は定期的に川に行って脱皮をし、新しく活き活きとして村に戻ってきました。ところが、ある日、事態は一変しました。脱皮をしたあとの古い皮が流れ去らずに流木に引っ掛かってしまったのです。家に帰ると、女性の娘が、怖がって逃げ出しました。娘は新しい皮に包まれた母親に馴染みがなかったからです。

娘を慰めることができず、女性は川に戻り、古い皮を見つけ、それを再び身に着けました。物語によると、その時から、人間は若返る力、完全に生きて愛する力を失ったということです。人間は、失敗を恐れて自分の欠点を隠そうとする必要に囚われるようになり、やがて死ぬ運命の存在にすぎなくなってしまったのです。

自分を価値のない存在と感じる催眠状態から目覚める

脱ぎ捨てるのが最も難しい古い皮は、「自分はどこか問題がある」、「自分には欠点がある」という中核信念です。過去数十年間、瞑想クラスの生徒やクライアントとの取り組みを通して、この信念が親密な関係を築くことを妨げ、継続的な不安と抑うつの原因となり、中毒性のある行動を煽り、愛する人に害を与える様子を見てきました。哲学者のフリードリヒ・ニーチェは、「脱皮できない蛇は死ぬ」と書いています。充実した人生を送るためには、「自分はどこか問題がある」という思い込みを捨てなければなりません。

否定的な自己信念の影響を検証するためには、自分で自分を追い詰めるたぐいの状況を振り返ることが役に立ちます。少し時間を取って、その状況の何が問題だと感じられるのかを考えてみましょう。そして、次のように自分に問い掛けてみましょう。

自分についてどういう思い込みがあるだろう？　欠点があるということでしょうか？　人を傷つけた自分を悪く思っているでしょうか？　拒絶されることを恐れていますか？　望んでいる親密さや成功が決して手に入らないと考えているでしょうか？　自分は愛されないと考えているでしょうか？

続いて、次のように問い掛けてみましょう。

この信念を手放すと、何が問題だろう？　あるいは、この自己批判を手放したら、どんな悪いことが起こるだろう？　この質問をワークショップや個人セッションですると、次のような答えが返ってきます。


「絶対に変われなくなって、なりたい自分になれなくなる」

「今よりもっと悪くなってしまうのではないか」

「無力になってしまう。警戒したり、自分を守ったりできなくなる」

「他人に批判されて、心の準備ができなくなるだろう」

「『わたし』がどんな人間なのかがわからなくなる」

「どうやって生きていけばいいのかわからない」


こうした信念を一緒に調べていくと、自分が変わったときの他者の反応が恐ろしい、と口にする人もいます。娘の動揺を和らげるために川に戻った女性のように、私たちは他者の期待に応えるために古い皮を保ちます。欠点のある自分という経験は、馴染みがあるために心地よく感じられるものです。多くの場合、私たちは不安を共有することで他人との関係を築きます。「欠点のある人」、または「弱者」の役割から依存関係を築きます。家族の中で末っ子は常に「赤ちゃん」であり、薬物乱用に苦しんでいる人は「中毒者」、支配的で攻撃的な人は「アルファ」です。私たちの自己アイデンティティは、他者が私たちについて信じていることによって強化され、私たちは変わらないことによって共謀します。船を揺らすリスクを冒すよりも、現在の関係を守りたいと感じるのです。

学生たちは、自分のどこが問題かを忘れると周りの人に指摘されてしまうから、自己批判は必要だと言います。「私に欠点があると考えているのは私だけではありません。周りの人もみんなそう思っています」と話します。そんな彼らにとって、防衛用の古い信念の皮を脱ぐことは危険に感じられます。不意打ちを食らいたくないのです。

このように、否定的な自己信念は、たとえそれが深く苦しいものであっても、多くの場合に確実性や方向性、コントロールの感覚を与えてくれます。私たちは何年でも、自己批判と恐怖に基づく思考の習慣的な物語によって自分には価値がないという催眠状態を永続させるのです。この催眠状態の苦しみ——他者から切り離され、自分自身の心と精神からも切り離されていること——と、自分に欠点があると信じる必要がないということに直接自分を開いて初めて、私たちは古い皮を脱いで自由を感じられるようになります。

本物であっても真実ではない

私の友人でシングルマザーのジャニスは、私が毎週開いている瞑想クラスに来るようになりました。自分自身の大変な仕事をこなすことに加えて、社交不安に悩む十五歳の息子ブルースと、彼女が訪問するのを生きがいにしている年老いた父親の要求との間で身動きが取れなくなっていると感じてもいました。週に二回、ジャニスは仕事を早めに切り上げ、夕方のラッシュアワーの中を四十五分かけて父の住む介護付き住宅へと通っていました。ジャニスが到着すると、父親はいつも顔を輝かせ、彼女が帰るときには、次はいつ来るのかと心配そうに聞きました。ジャニスは自分に罪悪感を抱かせる父親を恨み、仕事や息子から離れている時間を恨み、そして何よりも、もっと心を開いて寛大になれない自分自身を恨んでいました。

ジャニスはＲＡＩＮの実践を始めていましたが、これまでのところ、絡まり合った恨みの感情は解消されていませんでした。ある日、一緒に散歩をしているときにジャニスが助けを求めてきました。そこで、私は瞑想の講師の頭に切り替えて、自分自身について何を信じているのかをジャニスに尋ねました。ジャニスは「私は一番大事な場面で失敗ばかりしている」と即答しました。そして、諦めたように頭を振りながら、こう続けました。「タラ、私は彼らの期待を裏切っているわ……こんなことを言うのはひどいけど、私は愛情深い人間ではないのよ」

このような厳しい自己評価を友人から聞くと、「何言っているの、あなたは愛情深い人よ。あの時のことを覚えている？……」という風に安心させてあげたくなるものです。しかし、そうする代わりに、私はジャニスが予想していなかったことを尋ねました。作家のバイロン・ケイティが本の中でよく使う質問です。「それは本当？　あなたが失敗しているのは本当かしら？　あなたが愛のない人間だというのは本当？」

ジャニスは少し苛立たし気に、「全ての証拠がそう示している」と答えました。

私はもう一度尋ねました。「あなたが失敗していると、確信が持てる？　あなたには愛情が足りないと、確かに言えるかしら？　本当に、真実かしら？」。ジャニスは、今度はゆっくりと時間をかけて答えてくれました。

「わかった。そうね、本当に真実のように、感じられるわ。私は最近、自分のことがあまり好きじゃないの……でも、違うかも……たしかに、確信は持てないかもしれない」。私たちは少しの間、無言で歩きました。彼女のほうを見ると、ジャニスは思慮深く、悲しげな表情をしていましたが、それほど陰鬱ではありませんでした。

そこで、私自身がある先生から教わった言葉を紹介しました。「本物であっても真実ではない」。そう、私たちの信念やその背後にある気持ちは本物です。そうしたものは私たちの体と心の中に実際に在って、私たちに非常に大きな影響を及ぼします。しかし、私たちはこう自問する必要があります――そうした信念や気持ちは、私たちが世界のなかで経験する現実の、生きた、変化する事柄と一致しているだろうか？　つまり、そうしたものは真実だろうか？

私たちの思考は、断片的な情報やイメージで、それをもとに私たちの心の中に現実を映した地図が形成されます。役立つ地図もあります。例えば、「カフェインを摂りすぎると、周囲の人たちと『今、ここ』の中でしっかりと付き合えなくなる」という考えがあるとします。これは行動の指針となります。しかし、有害となる地図もあります。例えば、「友人にノーと言えば、自分が悪い人間であることを証明することになる」というようなものがあるでしょう。

いずれの場合も、こうした思考や信念は禅の教えにある「月を指し示す指」のようなもので、月そのものではないことを理解する必要があります。

翌週の瞑想クラスで、（ジャニスの名前は出さずに）この考え方に立ち返りました。私たちは信念を精神的、感情的、そして身体的に経験しているので、そうした信念そのものは本物です。また、そうした信念が私たちの人生に与える影響も本物です。ガンジーが言ったように、信念は行動に繋がり、私たちの性格を作り、私たちの運命を形作るのです。しかし、そうした信念は全て、どれほど確実に真実であると感じられるものであっても、私たちの経験を反映した心の表象やシンボルにすぎません。

「思考を信じる必要はない、それはただの思考だ」という認識によって、人生が変わるかもしれません。あなたが自分自身についてどのような物語を持っていても、それは展開していく現実の「あなた」そのものではありません。そうした物語は、今まさにここに書かれた言葉を見聞きしながら感覚し、優しい心で意識している、継続的な生命としての「あなた」ではありません。しかし、私たちの信念は常に現実にフィルターを掛けて解釈するため、私たちは自分自身や世界についての物語を現実そのものと勘違いしてしまいます。信念や気持ちは「本物であっても真実ではない」ということを理解することで、この牢獄から解放されるのです。

その後の数週間で、これらの教えはジャニスに小さいけれども、重要な変化をもたらしました。ジャニスは希望を持ち、注意を深めようと思うようになったのです。このような変化を、私は何度も目にしてきました。「私は自分の思考ではない」、「これは思考にすぎない」と認識するだけの視点を持てたとき、私たちは内なる対話から解放されます。その結果、選べるようになり、より大きな気づきに目覚めることができるのです。

RAINで信念を解放する

RAINは恐怖に基づいた信念の支配を緩める体系的な方法を提供してくれるため、この時点で非常に重要な助けとなります。ジャニスと私は再び会ってRAINのステップを一緒に確認し、ジャニスは毎日、数分からそれ以上の時間をかけて実践するようになりました。数週間後、ジャニスはある体験を話してくれました。

ある日の午後、彼女は父親が住む老人ホームに入る前に駐車場に停めた車の中でRAINを実践しました。シートを倒して目を閉じ、「私の中で何が起きているだろう?」と自分に問い掛けました。彼女の頭の中でお馴染みの声が「今は訪問なんてしていたくない。そんな時間はない」と言っていました。顎に力が入っていました。父親のことを考えると、義務感や憤り、罪悪感、緊張を感じました。

ジャニスは注意を自分の内側へと向けてUターンをしようとしていて、これが出発点でした。気持ちの塊を〈認識〉し、そうしたものについて自分を決めつけるのではなく、気持ちの痛みを取り除かずにそのまま感じることを自分に〈許可〉しました。そして、数回呼吸をしたあと、身を乗り出すようにして、自分の中で何が起きているのかをよりよく理解しようと興味を持って〈調査〉し始めました。「この状況の最悪な部分は何だろう？」と自分自身に優しく問い掛けると、意識はすぐに胸へと向かいました。胸に熱さや締め付ける感じや、圧力を感じていたのです。「ああ、私は怒っているんだ」とジャニスは自分に言いました。その怒りをそのままにしておくと、怒りは形を変え始め、無力感へと変化していきました。父親からも、息子からも、仕事でも期待をされて、その全てに応える方法などありませんでした。自分は期待に応えられず、いつも失敗する。そして今、その無力感に加えて、自分を非難する気持ちもありました。「私は自分自身が好きじゃない。不機嫌で、怒りっぽくて、心を閉ざしていて、どうしようもない自分が嫌い」

〈調査〉をすることで、ジャニスは自分で目を背けていたものに直面しました。それは、自分が失敗ばかりする愛されない人間だという深い信念でした。ジャニスは私たちが一緒に考えた質問を思い出しました。「もしかしたら、こうした信念は本物であっても真実ではない、なんてことはないかしら?」。この質問をすることで、ジャニスのなかに十分なゆとりができ、展開している事柄と一緒に「今、ここ」の中にいつづけることができるようになりました。

続いてジャニスは「この信念を信じているとき、私の心の中ではどんなことが起きているだろう?」と自分に問い掛けました。心はひりひりと痛んで、固く縛られているようで、子どものような無力感と恥ずかしさで一杯でした。また、圧倒的な疲労の波を感じていました。このような深い感情の痛みを体に感じながら、ジャニスはこの感情が物心ついたときから自分の中に埋もれていたことを認識しました。自然に、悲しみと自己憐憫が湧いてきました。

ＲＡＩＮのＮに当たる〈育成〉に到達したジャニスは、涙を流しながら、幼い子どもにそうするように、やわらかい調子で自分自身にささやき掛けました。「本当に難しい状況だけど、あなたは最善を尽くしているわ。あなたはお父さんを愛しているし、ブルースも愛している。ここに来たら、あとはリラックスしていいのよ。今はお父さんと一緒にいて、慈しむだけで十分なの。大丈夫よ」

ジャニスは賢くて優しい親の腕の中に身を任せるようにリラックスしました。さらに五分ほどその場に座って、新しい心の空間の温かさと開放感に身を委ねてから、やがて老人ホームに入って行きました。父の部屋を覗くと、父親はちょうど昼寝から目を覚ましたところでした。

ジャニスを見ると、父親は表情を輝かせて言いました。「幼いお前がロージーに乗ろうとしている夢を見たよ」。二人は笑いながら、愛犬ロージーとの思い出を語り合い、他にも楽しい思い出について話すことができました。帰り際、ジャニスは次の訪問時に子どもの頃の写真をデジタル化したものを持ってくると約束しました。そして、車に乗り込んだとき、今度いつ来るのかを父親が聞かなかったことを認識しました。ジャニスは「今、ここ」で父親のところへ帰ってきていて、父はそれほど孤独を感じなかったのです。

ＲＡＩＮによってジャニスはごく自然で寛容な自分の感覚と再会することができましたが、心の傷や罪悪感、否定的な信念が魔法のように消え去ったわけではありません。ＲＡＩＮは一度体験するだけで効果が続くようになるものではありません。根深い信念や気持ちは湧きつづけてきます。しかし、ＲＡＩＮを何週間も実践したジャニスは、自分の信念が現実そのものではないことをはっきりと理解できるようになりました。そうした信念に自分の人生経験や存在感を縛られる必要はなかったのです。

その日の夜、ジャニスは眠りにつく前に、自分には欠点があるという信念にそれまでどれほど長く悩まされてきたかを振り返りました。そして〈RAINのあと〉の体験を深めるための質問として私と話し合っていたものから一つを自問しました。「その信念を信じないと、『わたし』はどのような人間になるだろう?」」。すると、広々として、軽やかで、温かい気持ちが自然に湧きあがってきました。ジャニスは自分の精神が、どのような思考や信念も超えたものだと認識しました。このことを信じると、心から平穏を感じることができました。

信念を超えた「わたし」

RAINの四つのステップを何度も実践することで、最も有害で根強い信念の支配が緩み、「わたし」を規定しているかのような自己アイデンティティの向こうにある自由が見えてきます。〈RAINのあと〉の体験に注意を払うことで、その自由の二つの基本的な性質を実感できるでしょう。

●自由の一つ目の性質は、仏教心理学で「無我の境地」や「空」と呼ばれるものです。これは、自己中心性や自己の確固とした感じ、自己が永続する感じなどといった、自己を規定するたぐいの感覚がないことを意味しています。私たちは恐怖や欠点のある切り離された自己という限定的なアイデンティティから自由になります。
●自由の二つ目の性質は、「気づき」それ自体の純粋さと完全さを認識することです。無限で、覚醒した、優しいプレゼンスを、自分の本質として認識することができるようになります。

インドの精神的指導者であるスリ・ニサルガダッタの言葉を借りれば、自由の二つの根本的な表現は切り離すことができません。

知恵は私が無であることを教えてくれる。
慈しみは私が全てであることを教えてくれる。
この二つの間を私の人生は流れる。

〈RAINのあと〉に、単純な質問をすることで自分自身の気づきを体験できます。ジャニスのように、「[制限的な信念を]信じなくなると、『わたし』はどのような人間だろう?」、あるいは「何も問題がない『わたし』はどのような人間だろう?」と自分に問い掛けてみましょう。「無我」や「ワンネス(oneness)」を垣間見るだけでも、黄金の味わいに触れることができます。

自分を決めつけ、他者を決めつける

ブルースの心境は母親とともに変化していました。ジャニスは数年前から、息子が不安を抱えているために友達ができず、学校で勉強ができないのではないかと心配していました。しかし、自分は失敗ばかりする人間だという感じがジャニス自身の中で和らぎ始めると、ブルースに対する心配も和らいでいくようになりました。夕食時にはブルースの軽妙なユーモアと鋭い観察力を楽しみました。また、夜には、オフィスまで聞こえてくる彼のギター演奏を聴いて感心するようになりました。ジャニスは息子が自分の道を切り開いていくことをしだいに確信できるようになり、やがて何かが吹っ切れました。ブルースは同じクラスの二人の男子生徒と一緒に音楽を演奏するようになり、自分に自信が持てるようになったようでした。

春休みのある日、ブルースは祖父のところに母親と一緒に行って、新しいギターで何曲か聴かせてあげたいと言いました。それまでは老人ホームに行くことを拒んでいたので、これは大きな変化でした。それ以来、一年後に祖父が亡くなるまで、数週間に一度はブルースも一緒に老人ホームに行って、ギターを弾いたり、歌ったり、おしゃべりしたりする時間を三人で楽しみました。ジャニスが自分の思い込みから解放されたことで、ジャニスの人生に関わる大切な人たちが幸せになったのです。

自分のことを利己的だと思い込んでいると、他者も利己的だと考えて疑うようになります。欲張りな自分を嫌うと、他者の欲求に嫌悪感や恐怖を抱くようになるかもしれません。また、自分が失敗していると感じると、身近な人の失敗の兆候を探してしまうものです。否定的な自己信念が強力なレンズとなって、他者と接するときの体験を形成し、目の前にいる人の本当の姿が見えなくなってしまうのです。

古い皮を脱ぐことで、新鮮で見晴らしの利く視界を得ることができます。自分自身の心や存在の誠実さや善意を感じ取ることができるだけでなく、他者の中に輝く黄金を見ることができるようにもなるのです。このような基本的な善意への信頼の高まりは、ＲＡＩＮの実践による贈り物の一つです。

「絶妙なリスク」を取る

この時点で、あなたは「自分のなかの決めつけや失敗の気持ちを捨ててしまいたい……でも、しつこくて捨てられない！」と考えているかもしれません。

確かに、「私はどこか問題がある」という感覚がときにいかに根深いものであるかに配慮することは重要です。私も以前はその深さに絶望していました。しかし、進化的な観点から考えるようになってから別の視点が得られました。失敗することへの恐怖は、何百万年も前から私たちの存在を形成してきた生存脳に由来しています。この古くからの恐怖心によって、私たちは否定的な信念という防衛のための皮にしがみつくようになっているのです。一方で、私たちには自分の可能性を最大限に発揮したいという強い衝動、つまり、より統合された知的で思いやりのある存在になりたいという衝動もあります。

ＲＡＩＮは、生存脳から湧く恐怖にも注意を丁寧に向けることで、私たちを「線よりも上」へと引き上げてくれ、私たちは未来の自分の呼び掛けに耳を傾けられるようになります。とはいえ、生存脳からの恐怖と未来の自分からの呼び掛けのこの相反する力は、私たちの中に自然な緊張を生み出し続けることになります。

古い皮を脱ぎ捨て、防衛のための確信の覆いを緩め、自分や他者に対する否定的な信念から自由になろうとするとき、私たちは詩人のマーク・ネポが「絶妙なリスク」と呼ぶものを取っています。どんな成長も、未知のもの、危険なもの、そして喪失に対して自分自身を晒すことになるため、「リスク」です。同時に、私たちの存在の自然な美しさ、感受性、反応性が目覚めて明らかになるため、「絶妙」なのです。

個人も、集団も、変わるためには進んでこのリスクを取る必要があります。否定的な信念は私たちを縛り、心を狭くし、心との繋がりを絶ってしまい、苦しみを生み続けます。しかし、私たちはそうした否定的な信念を、〈調査〉への呼び掛け、つまりＲＡＩＮのマインドフルネスとラディカル・コンパッションを実践して絶妙なリスクを取るための呼び掛けとして受け止めることもできます。そうすることで、思考や信念を超えて「わたし」を発見し始めるようになります。そして、心を開いた気づきの限りない力を発揮し始められるようになるのです。

瞑想：RAINを使ってつらい信念を根絶する

ここで紹介するRAIN瞑想の〈調査〉のステップは、苦しみの原因となっている信念を解きほぐし、その支配を緩めることを目的に設計されています。

⦶

楽な姿勢で座り、何度か深呼吸をして集中しましょう。少し時間をかけて体を調べ、明らかに緊張している部分があったらリラックスさせましょう。

あなたの人生に苦しみをもたらしている信念を思い浮かべましょう。または、今まさに苦しんでいるのでしたら、「私は何を信じているのだろう？」と自問してみましょう。自分は価値のない人間だ、失敗ばかりしている、損なわれ過ぎて決して幸せになれないし愛されない、いつも期待に応えられないなど、自分自身に関することでしょうか？　あるいは、「風変わりだ」、「だめな奴だ」、「誰も信用することができない」などと他の人の声が言っているのが聞こえますか？

その信念と完全に繋がるためには、信念が湧いた、または湧きそうな特定の状況を思い出すとよいでしょう。その状況をできるだけ鮮明に思い浮かべましょう。周りには何が見えますか？　他に誰がいますか？　あなたは何を考え、何を感じていましたか？

〈認識〉思考や気持ちは信念を表しています。あなたには今、どのような信念がありますか？

〈許可〉しばらく立ち止まって、その信念とそれに伴う気持ちをそのままにしましょう。

〈調査〉「これは本当に真実だろうか？」、「これが真実なのは確かだろうか？」と問い掛けるところから始めましょう。

次に、「この信念を抱いて生きるのはどのような感じだろう？」と自分に問い掛けましょう。思考から体に注意を向け変えることで、Ｕターンをして〈調査〉を深められます。どのような感情や感覚が強いでしょうか？　この信念と特定の感情が関連しているでしょうか？恐怖や恥ずかしさ、怒りや自己嫌悪を感じるでしょうか？

調査を広げるために、「この信念を抱いて生きてきて、人生にどのような影響があっただろう？」と自分に問い掛けてみましょう。自分や他者との関わり方、創造性、仕事の能力、経験を楽しむ力、内面の成長などに影響が及んでいるのがわかるでしょうか？

この時点で立ち止まり、「この信念が自分の人生を形成してきた様子を、こうして誠実な視点から見たり感じたりするのはどのような経験だろう?」と自分に問い掛けてみるとよいでしょう。

続いて、注意を再び体に戻しましょう。その信念の根底にあってそれを突き動かしている痛みや恐怖を〈調査〉しましょう。たった今最も傷ついていると感じる部分と繋がり、「あなたが最も必要としているものは何だろう?」と尋ねてみましょう。

〈育成〉　あなたの最も賢く、最も愛に満ちた自己——未来の自分、目覚めた心——を通して、自分の傷つきやすさを見つめ、感じましょう。どのようなメッセージや感触、エネルギー、イメージがあなたの中の傷を最も癒やしてくれるでしょうか?　それを差し出して、あなたの中の傷つきやすい部分が、必要としているエネルギーを受け取って、それを浴びるままになっている場面を想像しましょう。

〈RAINのあと〉　表れたプレゼンスの感じに注意を向け、その気づきの広がりの中で休みましょう。しばらくしたら、「この信念がない人生はどんな感じだろう?」、「この信念をもう抱かずに生きられるとしたら、どのような『わたし』になるだろう?」と自分に問い掛けてみましょう。

何が起こっても、その体験の中で休みます。それがあなたを満たし、それに慣れ親しむようにしましょう。

質問と回答

この信念が真実だと、私の人生で何度も証明されてきているとしたらどうすればいいのですか？

強い信念の特徴は、それが私たちの気持ちや行動に直接影響を与え、その結果、人生の展開にまで影響を与えるということです。例えば、自分が魅力的な人間であるかどうかに不安を感じている人は、人との繋がりを求めてパートナー候補にしがみつこうとしたり、拒絶されることを恐れて自分の弱さを隠そうとしたりするでしょう。このような信念は、新しい恋人との関係が破綻することへと再び繋がり、「信念―行動―失敗―信念」という反復するループを生み出してしまいます。

そうした場合は、「いつも拒絶されると、本当に言えるだろうか？」と自問するとよいでしょう。本当にそう言えますか？　過去の経験がどのようなものであっても、神経可塑性の性質が示すように、人間には変化する力があります。信念の支配を緩めることで、別な未来のための余地が生まれるのです。

これは、社会に対する私たちの信念にも当てはまります。異なる政治的イデオロギーを持つ人に親しみを感じることはぜったいにないと信じているかもしれませんし、その人とチームを組んで共通の目標に向かって協力することなどありえないと思っているかもしれません。しかし、本当にそうとわかっているでしょうか？　このたぐいの信念を崩してみると、政党や人種、性別、宗教間の対話ができるようになります。まさに、思いやりを目覚めさせ、世界を癒やすために必要なことです。

個人的な生活においても、未来に対してわずかにでも心を開くと、「今、ここ」を好奇心と優しさの眼差しで眺められるようになるでしょう。信念を生み出している傷に接することができるようにもなります。この傷つきやすさに寄り添うことで、信念の原因を癒やすことができ、より自信を持って、柔軟に、自由に人間関係を築くことができるようになるでしょう。

自分のマイナス面をはっきりと自覚しています。自分の欠点を「信念」と片づけてしまう

と、余計にそれに甘えてしまうのではないでしょうか？

誰でも、変えたいと思う性格や自我の覆いの部分が何かしらあるものです。私たちは利己的、攻撃的、依存的、無神経、怠慢などと呼ばれる行動をしてしまいます。そして、たしかに、満たされていない欲求の程度によっては、これらの行動が自分自身や他者に害を及ぼすこともあります。ですので、こうした行動がいかに苦しみを生み、他者と関わり合っていくなかで溝をもたらすかを認識している必要があります。

ただし、「優れた判断力による知恵」と「決めつけによる嫌悪」との間には大きな違いがあります。優れた判断力は「私が自分のやり方にこだわると、パートナーは引き下がって冷たくなり、よそよそしくなる」と言います。一方、決めつけは「自分のやり方にこだわるということは、私はわがままで悪い人間だということだ」と言います。決めつけは私たちの根本的な存在に烙印を押すのです。

第3章で紹介した黄金の仏陀の話を思い出しましょう。大切なのは、粘土の覆いと黄金の違いを認識することです。あなたは利己的な行動を取るかもしれませんが、本質的に利己的なのではありません。あなたは、他の多くの人と同じように、精神や意識、慈しみを備えた存在でありつつ、条件によって利己的になる場合もあるのです。覆い（「私は利己的な人間だ」）と同一化してしまうと、自己信念が強化されるだけで、黄金の部分が見えなくなります。

欠点や短所の経験に直接ＲＡＩＮを実践することで、そうした信念の原因となっている傷つきやすい部分を発見して、セルフ・コンパッションの能力を目覚めさせることができます。その結果、利己的な考えや自分を縛っているその他の覆いが自然に緩んでいきます。古い皮を脱ぎ捨て、新しい人生を生きることができるようになるでしょう。

第５章
羞恥心から解放される

愛しい人よ、私の額にくちづけをして、私の心の聖なるランプに火を灯してくれたね。
ハーフェズ「Keeping Watch」より

ほぼ全ての精神的・宗教的伝統において、「家」という言葉は、私たちが他者との繋がりや集団への帰属を経験する神聖な空間を意味します。しかし、慢性的な羞恥心は私たちに活力を与えてくれるその居場所に帰属している感じを断ち切ります。羞恥心は精神の黄金を覆い隠し、私たちを自分自身や他者から引き離してしまうのです。

全ての羞恥心が有害というわけではありません。羞恥心は生存への願いでもあり、原始時代の人類にとって、自分を守ってくれる集団生活を営む上で必要なものでした。羞恥心を感じるときの私たちの生存脳からの基本的なメッセージは、「私は何か悪いことをしてしまった。みんなに知られたら追い払われてしまう」というものです。羞恥心は社会的規範から外れた行動をしたときに生じるもので、間違った行動を目撃されて追放されることへの恐怖を伴います。健全な羞恥心である場合、私たちは行動を建設的な方向に変えたり、償いをして集団の一員に戻ったりします。その結果、羞恥心は消えていきます。

しかし、「私はどこか問題がある。今の自分のままでは帰属できない」と考えるようになると、羞恥心は有害なものになります。そうなると、もはや一過性の感情ではなくなり、私たちは自分自身を「悪い自分」、「欠点だらけの自分」として認識して同一化するようになります。否定的な自己信念に支配されやすくなり、自分に優しさや気遣いを向けることなどできないと感じられるほどの自己嫌悪に苛まれてしまうこともあります。

以上のことから、本章ではＲＡＩＮの〈育成〉のステップに焦点を当て、このステップに取り組むために臨床家たちが見つけた多くの創造的な方法を紹介します。まずは、聖書の中からよく知られている羞恥心の物語と、それをテーマにしたレンブラントの絵と、現代のカトリック司祭の精神的な覚醒の体験を通して、羞恥心について学んでいきます。

放蕩息子の旅立ちと帰郷

裕福な父親に、二人の息子がいました。ある日、弟が相続する財産を早くもらいたいと申し出ました。父親が承諾すると、弟は家を出て外国へ行き、「放蕩三昧」の生活を送って財産を浪費してしまいました。そこに飢饉が起きて、弟は豚を飼うようになり、その餌を食べるようになります。困窮して飢えた弟は、父親の使用人たちでさえ自分よりも多く食べていることを思い、家に戻って父親の情けを求めることにしました。

弟は心配していましたが、父親は許しと慈しみと盛大な宴とで息子の帰還を祝いました。それを見た兄は、怒りと嫉妬に駆られて父親に向かって言います。自分はずっと従順だった。なぜ、自分ではなく弟のために祝いの宴をもうけるのですか？　父親は兄に無条件の愛を注いできたことを伝えて次のように語りました。「息子よ、お前はいつも私のそばにいて、私が持っているものは全てお前のものだ。弟の帰郷を私たちが祝い、喜ぶのは当然ではないか。なぜなら、お前の弟は死んでいたのに、生き返ったのだから。弟は失われていたのに、見つかったのだ」

レンブラントの有名な絵画には、汚れてぼろぼろになった姿の放蕩息子が恥ずかしさのあまり頭を下げて父親の前に跪いている場面が描かれています。老いた父親は息子を祝福するために身をかがめ、力強い左手を息子の肩に置き、「私はお前を理解している、ここはお前の家だ。私はお前のことを誰よりも知っている」と言いながら息子を抱きしめているように見えます。父親の右手は息子の背中に優しく置かれ、愛撫し、滋養し、母性的です。父親は知恵と思いやり、神聖な父性と母性を体現しています。そして、片隅の影の中に、恨みと決めつけで表情を固くした兄が立っています。

羞恥心の異なる側面を受け入れる

三世紀後、この絵画はオランダのカトリック司祭であり作家でもあるアンリ・ノウエンのスピリチュアルな人生を変えました。著書『放蕩息子の帰還』によると、ノウエンは最初に弟の羞恥心に強く同一化したそうです。ノウエン自身もまた、家を出て、心の空白を埋めるために承認や成功、名声といった自分の外側にあるものを手に入れようとしていました。しかし、この絵について深く考えるうちに、ノウエンはさらなる洞察を得ました。自分の中には兄の部分もあったのです。そして、その部分が弟の部分を決めつけて非難しているため、「家」に迎え入れてもらったとスピリチュアルに感じられなくなっていることに気づいたのです。深い自己嫌悪や他者に対する怒り、妬み、恨みが妨げになって、父親のようなより大きな愛の源泉からの抱擁を受けられなくなっていました。

最終的に、自分のそうした部分と正直に向き合うことで生じた痛みと切望によって、ノウエンのなかで何かが変わりました。ノウエンは自分の心の防具を捨て、父親の許しや思いやり、慈しみを受け入れるようになりました。そして、その慈しみを受け入れることで、欠点のある孤立した自己という窮屈なアイデンティティを超えて目覚め始めたのです。ノウエンは次のように書いています。

私の中の二人の息子は、徐々に思いやりのある父親へと変化していくことができる。この変化は、落ち着くことのなかった私の心の最も深い願望を満たすことに繋がる。なぜなら、父親となって、疲れた腕を伸ばし、家に帰って来た子どもたちの肩に祝福の手を置くこと以上の喜びなどないではないか。

慈しみを受け入れる

　私はこれまで、弟が必死でしがみつこうとする感じも、兄が嫌悪的に弟を辱める感じも、何度も経験してきました。私のセルフ・コンパッションはそれなりに育まれてきましたが、それでも自分の心から完全に切り離されたように感じることも度々ありました。そうした中で、ある経験が、私自身が育まれている――慈しみを受け入れられるようになってきている――のを実感することへと導いてくれました。それ以来、慈しみを受け入れることが私の実践の中心となっています。

　今から八年ほど前の冬、教壇に立ったり、休暇シーズンに親族が訪問し合ったりする多忙な時期を乗り切ったあと、私は二週間のリトリートの静かな生活に入りました。二十四時間も経たないうちに、罪悪感と後悔に襲われました。なぜ兄とあのことを話し合う時間を持たなかったのだろう？　なぜ家族が集まる時期をめぐって姉に悪態をついてしまったんだろう？　冬至のイベントのときに私は本当の意味で「今、ここ」にいなかったのではないか？　自分が注意散漫で、心ここにあらずで、利己的だった点をどんどん思いつき始めました。また、いつもの状態です。「自分を価値のない存在と感じる催眠状態」の中でのたうち回っていました。

「ＲＡＩＮが必要なときだ」と自分に語り掛けました。自分の中の罪悪感を〈認識〉して〈許可〉したあと、〈調査〉を始めました。まず、その感情の背後にある「私はもっと慈しみに満ちて寛大な良い人間になるべきだ」という信念に名前をつけました。次に、体に意識を向けると、馴染みのある沈むような気持ちや、胸とお腹のあたりの空虚感や痛みを伴う暗闇と接触しました。

自分の心に触れ、気遣いの言葉を掛けて、自分に〈育成〉を提供しようとしましたが、私の中の怒りに満ちた部分が抵抗してきました。「でも本当に問題がある。私はこのままではだめ。私は利己的で慈しみのない人間で、そんな人間のままでいたくない！」

続いて、怒りは無力感へと変わり、私は泣き始めました。自分のことが嫌いで、一生変わることができないことを恐れていました。そして、より深い中核信念の「私は愛されない」が現れました。

愛されないと感じているこの深い部分に向かって、それが最も必要としているものは何かと尋ねると、突然、「慈しんでください」と口に出してささやいている自分に気づきました。

何度も何度も、「慈しんでください」と懇願していました。

そして、非常に親密な感じのプレゼンスに気づきました。完全に優しく、思いやりに満ちたプレゼンスが、直観と光の「場」として私を取り囲んでいたのです。私は頭を少し下げて、眉間にキスされるのを感じました。それは純粋な受容と気遣いの恵みでした。私の中で何かが開き、慈しみに満ちた光に包まれました。

光を受け入れれば入れるほど、孤立感は消えていきました。外から聞こえる風の音、体のうずき、亡くなった友人の記憶、自己批判が続くことへの悲しみなど、どのような感覚が湧き上がっても、この光り輝く寛容な空間に全てが包まれていました。インド人教師の「慈しみはいつもあなたを慈しんでいる」という言葉を思い出して、それが真実であることを知りました。

その経験以来、困難に直面したときには、その親密な感じのプレゼンスに助けを求めてきました。眉間に祝福のキスを感じ、思いやりに包まれるのを感じました。しかし、困難を待たないことも学びました。今では、メールの合間やシャワーを浴びているとき、講演の前など、多くの瞬間に立ち止まり、プレゼンスに注意を向け、慈しみを受け入れてその慈しみの「場」そのものになります。

この実践を日常的に繰り返すことで、〈育成〉のこの方法はますます活き活きとした親しみやすい馴染みのあるものになりました。慈しみ、慈しまれることの経験を受け入れれば入れるほど、そうした経験が日常生活の中でより接触しやすいものになっていきます。利己主義や自己批判、恐怖などの古い思考パターンは絶えず発生していますが、そうしたものも、今では全てを包み込む優しい心の広がりの中に保持されるようになりました。

慈しみと帰属を求めて

羞恥心の核には自分が悪いという感覚があり、自己嫌悪や恐怖、隠れたいという衝動が伴います。羞恥心を抱いていると、私たちは孤立し、生活の繋がりの輪から切り離されてしまいます。羞恥心に効く薬は、ラディカル・コンパッションです。つまり、慈しみに満ちたプレゼンスが、帰るところがあるという帰属の感じと自分の本質的な善良さとを信頼できるようにしてくれるのです。

あの日の午後に「慈しんでください」と口にしたとき、私のその行動には名前がありませんでした。今では、〈育成〉する〈慈しみ、慈しまれる〉ための内なる資源と接触する方法だったのだと理解しています。それは小さな自己の「振る舞い」を通じては決して接触できない資源です。

赤ちゃんの頃の私たちにとって、慈しみや気遣いの源泉は周囲の人たちです。そして、発達心理学者が明らかにしているように、人間はそうした慈しみを驚くべき速さで内在化する能力を先天的に持っています。全てが順調にいけば、私たちは慈しみや安全、幸福、帰属、強さなどの内なる資源を構築し、それを生涯にわたって活用できるようになります。

しかし、ここではもう一つの重要な事実を見ていきます。それは、たとえ幼少期に肯定的な内的状態を作ることができなかったとしても、あるいは羞恥心のような感情によって肯定的な内的状態から切り離されてしまっていたとしても、大人になってからでもそうした資源を〈育成〉して発達させる方法を見つけられるということです。私たちは人生でいつでも、慈しみと帰属の内的体験と接触することができます。ＲＡＩＮの〈育成〉のステップを通じて、自分の本質的な善良さを信頼できるようになるのです。

リソース・アンカー：〈育成〉の源泉と接触する

セルフ・コンパッションと接触できないときは、〈育成〉の源泉を他に探す必要があります。自分にとって特別な意味を持つ生きた経験や優しさの見本を周囲の環境から探し、それを拠り所にして心を滋養するのです。内なる資源を構築し、安定させてくれるため、私はこれを「リソース・アンカー」と呼んでいます。

以下は、生徒が話してくれたリソース・アンカーの例です。

●祖母と一緒に台所のテーブルに座っている自分の姿を思い浮かべ、胸に手を当て、祖母の優しさが私の中に流れ込んでくるのを想像します。

●二歳の息子がペットのゴールデンレトリバーに頭を乗せて寝ている写真を持ち歩いています。行き詰まったときにこの写真を見ると、忘れていた慈しみを思い出します。

●ダライ・ラマの姿を思い浮かべ、彼がまっすぐ私を見て気遣ってくれて、私を心の中に包み入れてくれているところを想像します。

●愛犬と一緒に丸くなって寝ます。彼女が近くにいない場合は、私が帰宅する度に彼女が大喜びする様子や、私の足に寄り添って寝ている様子を想像します。
●「慈しんでください」と言って、木や鳥、花や岩、全ての生き物が私に慈しみを送ってくれていることを想像します。
●未来の自分を想像します。恐怖心がなく、話しかけやすく、温かく、思いやりのあるその自分に助けを求めます。
●思いやりの菩薩である観音様を思い浮かべて、周りの輝きが私の中に入り込んできて、観音様の情けと優しさで満たされるのを想像します。
●パートナーに抱きしめてもらいます。彼女がいない場合は彼女の腕に包まれている場面を想像します。
●ラピスラズリの数珠を身につけていますが、それを外してビーズを一つずつ丁寧に触っていくと、仏性や思いやり、「今、ここ」のプレゼンスとの繋がりを感じます。
●祖父が教えてくれたユダヤ教の短い祈りをそっと唱えることで、祖父の慈しみに満ちた心と宇宙の慈しみを思い出すことができます。

●大地に横たわるか家の裏にある古い樫の巨木に寄りかかります。自分の悲しみを大地と空の広大さに抱きしめてもらうのです。十二階にある窓のない部屋にいる場合は、その全てを想像します。
●胸に手を置いて、自分や他者のために慈悲の言葉を繰り返して言います。「私が幸せで、安全で、平和でありますように。あなたが幸せで、安全で、平和でありますように」
●自分と同じように苦しんでいる知人たちを思い出して、共通の人間性を持って一緒に生きるコミュニティとして感じます。

自分に合った〈育成〉の方法を探す

続く章では、資源を構築するためのアプローチを他にもいくつも紹介しますが、その多くは私の生徒たちが話してくれた経験に基づいています。ここでは、外側にあるように見える資源との関係が、羞恥心に深い癒やしをもたらした例を二つ紹介します。

ブレンダという若い女性は、アルコール依存症から回復した五年後に再発しました。禁酒を再開することはできましたが、数か月たっても、アルコホーリクス・アノニマスのピアグループの支援を受けても羞恥心と自己嫌悪に苛まれていました。セルフ・コンパッションと接触しようとする度に、怒りと絶望の壁にぶつかってしまいました。

そんなとき、ブレンダは第3章で紹介した瞑想「未来の自分に助けを求める」を学びました。ブレンダは、寛容で賢く、生き生きとした中年女性としての自分が美しい野原で二匹の犬と一緒に立っている姿を思い浮かべ始めました。このイメージはリソース・アンカーとなり、日々の実践の一部となりました。ブレンダは未来の自分の澄んだ青い目と親しみのある笑顔を想像して、心の中に安らぎと安心を感じました。数週間後に、ブレンダは自分の羞恥心や失敗の感覚を未来の自分に伝え、助けを求めました。そして未来の自分がささやき返してくれるのを聞きました。「あなたはこの依存症を超えた存在だわ……思いやりのある自分の心を信じましょう」。温かさと光がブレンダを満たし、未来の自分がすでに自分の中に一緒にいることを感じました。

ブレンダの羞恥心や自分に対する厳しさがきれいに消えたわけではありません。しかし、半年間にわたり実践したときに、ブレンダは私にこう言いました。「心の中に未来の自分がいるのは、自分の中に今もあるどんな否定的な物語よりも『わたし』の真実の姿のように感じます」

二〇〇八年の不況で仕事を失ったショーンは、十六か月間も仕事の面接に応募し続け、何度も断られたあと、うつ状態に陥ってしまいました。私が毎週開催している瞑想のクラスに来たとき、ショーンは感じている深い羞恥心と、どのようにして自分で自分を孤立させてしまっているかについて正直に話しました。ショーンはＲＡＩＮを試してみましたが、〈育成〉のステップで躓いてしまいました。「自分がダメな人間に感じられて、自分を思いやる気持ちが少しも湧いてこないんです」と彼は話しました。

そんなショーンに、「あなたのことを気遣ってくれる人、理解してくれる人はいますか？」と尋ねると、結婚して以来ずっと優しい妻を挙げました。しかし、ショーンは妻が提供してくれる安心を受け入れることができませんでした。なぜなら、ショーンが言うには、「自分は家族を支えなければならない。でも、その責任を果たしていない」ためでした。そして、長い沈黙のあと、長年の付き合いがある男性グループの話をしました。私は、そのグループのメンバーから直接サポートを受けることに加えて、そのグループをいつでも接触できるリソース・アンカーにしてはどうかと提案しました。そして、「どれほど大変かをよく理解してくれる男性たちの顔を想像して、彼らの思いやりと気遣いを受け入れましょう」と提案しました。ショーンはとても静かになりました。

しばらくして、私はショーンに何を感じているのかを尋ねました。ショーンは「言葉にするのは難しいですが」と言ったあと、次のように続けました。「彼らは私を尊重してくれているると感じます。私に仕事があってもなくても。一人の素朴な人間として見てくれているように感じます」。そして、少し言葉を詰まらせました。「私たちは仲間として……繋がっています。彼らといると元気が出ます。生きていることを実感できます」

ショーンに、その温かい繋がりの感覚に注意を向け、それで全身が満たされていくままにするように促しました。ショーンは〈育成〉の癒やしと接触し、〈RAINのあと〉の間にその癒やしをさらに深めることができました。私は次のように伝えました。「そうした気持ちの中であなたにとって大切なものを感じ取って、それを記憶しましょう。友達のことを思い出してそうした気持ちを自分の中で生き生きと感じる機会が多いほど、必要なときに内なる資源を利用できるようになるでしょう」

大地の女神に助けを求める

より大きな慈しみの源泉に支援を求めることは、内なる資源を〈育成〉するための自然で力強い方法であり、無数の人々が利用してきた方法で、仏陀になろうとしていたシッダールタもまたそうでした。

第2章では、シッダールタが菩提樹の下で一晩中瞑想していたことや、マーラが彼の決意を揺さぶるために悪魔を送り込んできたことなど、仏陀の悟りの大まかな流れを紹介しました。ここで、シッダールタや私たちが自由になるために欠かせない重要なことを付け加えておきます。シッダールタは思いやりとマインドフルネスで悪魔と向き合いましたが、まだ完全に解放されたわけではありませんでした。夜が更け始めた頃、マーラはシッダールタに最大の難問を出しました。「お前は何の権利があって仏陀になろうとしているのか?」。言い換えれば、「お前は自分が何者だと思っているのか?」ということです。そして、マーラはシッダールタに悟りを開いたことを確認するための証人を要求しました。

シッダールタは右手を伸ばして大地に触れました。すると、大地の女神が立ち現れ、轟く声で言いました。「私があなたの証人です」。大地が揺れ、マーラは消えました。そして夜が明けると、シッダールタは仏陀となったのです。

仏陀になろうとしているシッダールタでさえも、自分の価値を疑う状況に直面しました。自然というより大いなるプレゼンスに助けを求めることで、シッダールタは全ての命と繋がっているという真実を認識して肯定し、心を疑いから解放したのです。私たちもまた、大地に触れ、外側にある〈育成〉の源泉に助けを求められるようになります。そして、羞恥心の痛みを癒やす慈しみと帰属の内的な資源を育むことができるのです。

瞑想：慈しみを受け入れる

目を閉じて楽な姿勢で座り、呼吸を整え、体に注意を向けて、明らかに緊張している部分をリラックスさせましょう。

あなたが自己批判や自己嫌悪で一杯になってしまい、思いやりで自分を支えることができない状況を思い浮かべましょう。その状況で起きていることをイメージして、いちばんよくない事柄を思い出しましょう。あなたが「自分はどこか問題がある」と強く感じる事柄です。

体の中の傷つきやすい部分で、自分は悪い、愛されない、価値がないと感じている箇所に触れることを〈許可〉しましょう。喉、心臓、お腹に注意を向けて、羞恥心の感覚に心を開きましょう。その傷つきやすい部分を意識しながら呼吸をすることで、注意を持続しやすくなるかもしれません。

この内なる部分の視点から、最も心地よく、最も癒やされると感じる〈育成〉の形を想像しましょう。あなたの良さや価値を肯定する言葉かもしれません。抱きしめられることかもしれません。優しく受け入れてくれるプレゼンスでも構いません。

続いて、〈育成〉の源泉になってほしいと最も願う人を想像しましょう。誰からの慈しみに最も癒やされますか？　最も信頼するのは誰からの気遣いでしょうか？　親しい友人、子ども、犬、木、祖父母を想像するかもしれませんし、亡くなった人でも構いません。また、仏陀や観音様、大いなる母、イエスなど、教師や霊的な存在を思い浮かべる場合もあるでしょう。高次の自己や未来の自分、理想の存在などの形を捉えられないプレゼンスを体験するかもしれません。

本当に理解してもらいたい、慈しんでもらいたい、抱きしめられたいと、どれほど心から願っているかを感じましょう。そして、心の中で、あるいはささやくようにして、あなたが選んだ慈しみの源泉に助けを求めましょう。「慈しんでください」、「抱きしめてください」、「気遣ってください」など、あなたの願いを最もよく表現する言葉をそっと繰り返しましょう。

慈しみの源泉があなたの言葉を聞いているところを想像しましょう。そのプレゼンスがあなたの傷つきやすさと願いを感じ取ってくれていると想像しましょう。その存在に目があれば、完全な慈しみと理解と気遣いの眼差しをあなたに向けて、受け止めてくれているところを想像しましょう。

その慈しみを、あなたを取り囲み、あなたの中に染み込んでくるエネルギーに満ちたプレゼンスとして感じましょう。吸収力のあるスポンジのようになって、慈しみが入ってくるままにしましょう。慈しみが温かい光のように体に満ちてくるのを感じるかもしれません。空虚な部分や隙間の部分に入り込んできて、あなたの中の最も傷ついた部分を和らげて癒やす、黄金の蜜の流れのように想像できるかもしれません。

この慈しみを浴びるままに許しましょう……慈しみの中へ完全に入って行くままになるのを許しましょう……その慈しみに満ちたプレゼンスと一体になって溶け込むままになるのを

許しましょう。小さな自己がそのなかに浮かんでいる優しい「場」になります。あなたの人生を支えている慈しみに満ちた気づきです。この心の広がりを知るにつれ、そこがどんどん家のように感じられてくるでしょう。
瞑想を終える前に、少し時間をとって、耳を傾けましょう。この心の広がりからのメッセージや覚えておくべきこと、重要だと感じることはありますか？

質問と回答

羞恥心に囚われているとき、どうすればセルフ・コンパッションに辿り着くことができますか？　〈育成〉のステップまで進んでも、自分には気遣ってもらう価値などないと感じてしまいます。形だけ実践してみても、自分を嫌だと思う気持ちをますます実感するだけです。

それはよく理解できます。自分自身と戦っていると、マインドセット全体も生理的な反応もセルフ・コンパッションと対立するかのようです。では、どうすると変わり始められるでしょう?　私たちは、自分の中の苦しみに注意深く目を向けるときに心が柔らかくなり始めます。ところが、私たちは自分の感情を決めつけて、「こんな恥ずかしさ、自分に対する怒り、他者がどう考えるかについての恐怖などを感じるべきではない」と考えることがよくあります。また、他人と自分の状況を比較して、「彼らはもっと悪い状況にいる」と自分に言い聞かせ、その結果、自分に優しさを向ける資格はないと決めつけてしまうこともあります。

そうしたときは、「たった今の状況から始める」と役に立ちます。新しくRAINを始めるのです。自分を悪いと感じていることを〈認識〉し、〈許可〉し、そして〈調査〉します。羞恥心にそれほどまで囚われているときの体の不快感に注意を向けます。「自分はどこか問題がある」、「自分には気遣ってもらう資格がない」と信じながらずいぶん長い間生きてきたことを感じるかもしれません。また、そのために自分らしく生きることからいかに遠ざかってきたかを感じるかもしれません。いくらか時間をかけて、羞恥心の苦しみに触れ、それが自分の体や心、考え方にどのような影響を与えるかを考えてみましょう。正直に「ああ、これは苦しい……私は傷ついている」と言えるようになった瞬間に、自分のための悲しみとセルフ・コンパッションが自然と湧いてくるのを感じるでしょう。

自分を肯定してくれる大きな慈しみの源泉が見つからない場合はどうしたらいいのでしょうか？

孤立していると感じたり、恥ずかしいと思ったりしていると、世界のどこかに慈しみがあると信じることが難しくなります。子どもの頃にほとんど養育を受けていなかったり、最悪の場合、ネグレクトや虐待を受けていたりする場合は、特にそうです。そうした場合は資源から慈しみを得る方法を身につけるには時間がかかるかもしれませんが、良いニュースは、それでもそうした方法は身につけられるということです。さまざまな環境で育ち、多くの感情的な苦しみを抱えた何千という人々が慈しみの源泉への道を見つけるのを、私は何度も目にしてきました。

慈しみの源泉を見つけるコツは、私が「慈しみのつる」と呼ぶものを探すことです。慈しみの温かさを完全に感じなくても、気遣ってもらえる可能性を感じて、それをぜひ経験したいと思うような人間関係があるかもしれません。上記の「慈しみを受け入れる」瞑想を実践する際には創造的になりましょう。この世界の中で、少しでも共鳴できる感覚がどこかにないかを探してみましょう。

実践を重ねることで、慈しみのつるは強化されて、他者と繋がるための重要な方法となります。

慈しみのつるを一本でも見つけたら、立ち止まって、慈しみがあなたの中に染み込んできて満ちるままにしましょう。それがどのような形をしていても、温かさや光、活力として体で感じましょう。最低でも十五秒から三十秒かけて、馴染みましょう。

最後に、このプロセスを日ごろから繰り返しましょう。あなたの慈しみのつるから新芽が出て、やがて慈しみの香りに満ちた花が咲くでしょう。

周りの人たちは私がどこか本当に問題があるというメッセージを送ってきます。どうしたら彼らが正しくないとわかりますか？

私たちが他者に（そしておそらく自分自身にも）どのような影響を与えているかを知らせてくれるメッセージと、「あなたは悪い人間だ」というメッセージとでは、大きな違いがあります。例えば、「あなたに批判されたり怒られたりすると私は不安になる」というようなことを言われると不快かもしれませんが、それは有益な情報かもしれません。私たちはフィードバックに心を開くことで成長します。他方で、私たちが根本的な部分で欠点を持っていることを示唆するたぐいのメッセージは、どれも真実ではありません。

　欠点を示唆するメッセージは信じないようにしましょう。メッセージによって羞恥心を感じたら、第4章の「本物であっても真実ではない」の議論を思い出しましょう。羞恥心の気持ちは本物かもしれませんが、それはあなたの真実を表しているわけではありません。自分の内側にある経験を、セルフ・コンパッションで受け止めるか、あなたを慈しんでくれる人を思い浮かべ、その人があなたを優しく包み込んでくれている場面を想像しましょう。自分の基本的な善良さを思い出し、目覚めつつある自分の心を信頼することを最も深く意図しましょう。

　私たちは全員が一緒にこうした状況の中にいます。根本的な悪さを伝える最も陰湿なメッセージは、私たちの社会に組み込まれています。文化は善悪や正誤、優劣などにまつわる物語を中心に構成されており、程度の差こそあれ、私たち全員に羞恥心を感じさせます。そうした物語は、お互いの接し方、収入、消費するもの、体型、創造性の発揮の仕方、スピリチュアルまたは宗教的な信条、性別、肌の色などを標的にします。社会的羞恥心は、人類進化の初期には集団としてのまとまった行動を強制することで役立ってきて、今でも帰属を脅かす行動を警戒させる場合があります。しかし、この社会的な羞恥心には非常に大きな影があります。そうした社会的なメッセージが、恐ろしい恥や抑圧、不正、苦しみをもたらし続けるのです。例えば、女性の適切な役割や行動、有色人種の社会的劣位、異性愛者以外の指向の不自然さなどを伝えるメッセージがあります。これについては第3部でさらに見ていきますが、「あなたはどこか問題がある」というメッセージには、目に見えない、辱めるたぐいの、有害な社会的物語が含まれていることを覚えておきましょう。

第6章
恐怖の作用から目覚める

私たちが生き延びているのは、適者生存の結果ではなく、
養育された結果である。

ルイス・コゾリーノ

遠い国で、最も重い苦悩も癒やすことができる強力な魔法を使える聖人がいるという噂が広まっていました。しかし、聖人に会って癒やしを得るためには、深い森や険しい山道を越えて荒野にある聖人の隠れ家に辿り着かなければなりませんでした。忍耐強く歩き続けた人々は、疲れ果てて汚れた状態で聖人の小屋に到着しました。聖人は訪問者を清流に案内し、お茶を出したあと、沈黙したまま松や空を眺めながら訪問者と一緒に座りました。聖人がよ

うやく口を開くと、これから交わされる話を秘密にしておく誓いを立てさせるためでした。訪問者が誓いを立てると、聖人は質問を一つしました。「あなたが感じないようにしていることは何ですか?」

恐怖に抵抗することの苦しみ

感情の痛みから抜け出せないと感じていると、聖人の質問に戸惑ったり不快感さえ覚えたりするかもしれません。しかし、もう一度よく考えてみると、痛みに対する抵抗、つまり恐怖の感情を実際に感じることへの恐れが苦しみを固定していることを発見するかもしれません。

特に恐怖の感情が強い場合、私たちはその中で溺れてしまうこと、滅びてしまうことを恐れます。そのため、私たちの原始的な生存脳は、程度の差こそあれ、体の中にある生の感情エネルギーを遮断するように促します。その結果、感情を埋めたり麻痺させたり、思考で頭を一杯にしたりします。しかし、恐怖やその他のつらい感情から遠ざかると、「今、ここ」の完全なプレゼンスや生命力も失われてしまいます。知性や創造性、慈しみの能力からも遠ざかってしまうのです。

自分の感情を経験したくないという気持ちが、うつ病として現れることもあります。慢性的な不安や苛立ちを引き起こし、私が「心配性のポーズ」とよく呼んでいる筋肉や姿勢の硬直に繋がることもあります。孤独感や落ち着きのなさ、退屈さ、自動操縦の感覚として現れることもあります。また、依存性のある行動として表れることもあります。

どのような表れであっても、恐怖の感情に抵抗することで私たちは催眠状態に陥ります。第1章で紹介した「円と線のイメージ」を思い出しましょう。線よりも上にあるものは全て気づいている領域で、線よりも下にあるものは全て気づいていない領域でした。恐怖の感情に抵抗しているとき、私たちは部分的に線よりも下で生きています。恐怖と同一化して、本来の理性やプレゼンスから切り離されています。感じ取ってもらえずに未処理となっている恐怖は、気づきの外で私たちの信念や決断、行動を形成します。私たち自身が感じようとしなくても、恐怖は私たちの人生を支配し、束縛するのです。

ある友人がこんな話をしてくれました。彼女の息子が六歳のとき、息子は怪物に追いかけられる悪夢を何度も見ました。怪物はとても大きくて暗く、どんなに早く走ってもいつもすぐ後ろにいました。あまりにも恐ろしい夢で、しかも頻繁だったために、息子は眠るのが怖くなってしまいました。ある夜、寝る前に友人は息子の手を握って言いました。「ねえ、今夜その怪物が出てきたら、こうしてみたらどうかしら。逃げる代わりに後ろをふり向いて、どんな姿をしているかを見るの。そして、お母さんに教えてちょうだい。わかった？」。翌朝早く、息子が興奮して寝室に駆け込んできました。息子は振り返って……それが本物の怪物ではないことを確かめたのです。怪物だと思っていたものはお気に入りのビデオゲームに出てくる巨大な悪者で、息子がその顔を真正面から見ると、溶けてしまったそうです。

「想像上の怪物に立ち向かって、それが溶けていくのを見るのはいいかもしれない。でも、現実の危険はどうしたらいいのか？」と思うかもしれません。現実の危険があるかどうかとは別に、恐怖の感情の体験に直面して心を開くことで、私たちは「線よりも上」へ移動して本来の資源と接触できるようになります。理性と明晰さ、勇気と思いやりを呼び起こすことができるのです。恐怖から逃げることは無力感と恐怖を増幅させるだけです。

恐怖を避ける方法は習慣化されていて、ほとんど無意識のうちに行われているため、恐怖と向き合うには意図とプレゼンスが必要です。ＲＡＩＮはＵターンをしやすくしてくれます。恐怖を〈認識〉してそれを〈許可〉した上で、恐怖の力を弱めるようにプレゼンスを深めていきます。実践する中で、抵抗がなくなると怪物もいなくなることを発見するでしょう。まだ恐怖を感じるかもしれませんが、私たちは線よりも上にいて、プレゼンスとセルフ・コンパッションのより大きな広がりと再び繋がるのです。

ＲＡＩＮで恐怖と向き合う

ＲＡＩＮとストレスに関する一日がかりのセミナーのあと、ブリアンナは私のところに来て、個人的な状況について助けを求めました。ブリアンナは大企業のマーケティング部門の副社長として最近採用されたのですが、「時間の無駄だ」と思うとすぐに話を打ち切るＣＥＯに威圧感を感じていました。ＣＥＯは毎週行われるスタッフミーティングを支配し、ブリアンナは「脳が凍りつく」ようで「拷問」のようだと描写しました。「自分の実力について悩む必要はないはずなんです」とブリアンナは言いました。「私は前職で業界賞を受賞したから採用されました。でも、今の職場はまったく雰囲気が違います。大きな組織で、他の副社長たちには無視されています。いつも胃が痛くなる思いで自分のオフィスに戻って、あとどのくらい耐えられるだろうかと考えます。ＲＡＩＮは私の役に立つと思いますか？」

私はブリアンナに会議の直前に毎回ＲＡＩＮを数分間実践するよう提案し、そのときにどんなことが起きているかを尋ねました。

「会議がある朝は不安な気持ちが高まってくるのがすごく感じられて、とても忙しくせわしない気持ちになります……レポートを見直したり、コメントが必要かもしれないものに印をつけたり……でも生産的なことは何もしていません」

私はその気持ちがよくわかったので、微笑みました。「では、RAINを始める前に、そのめまぐるしい状況を一時停止させるボタンを押しているところを想像してみてください」

ブリアンナは目を閉じて、週に一度の会議の三十分前にデスクに向かっている自分の姿を想像しました。「一時停止したあと、まずは不安を〈認識〉して、それが心にあるままに〈許可〉しましょう」と私は言いました。ブリアンナがうなずいたあと、私はこう付け加えました。「では、体にある感覚に注意と関心を向けると、何か気づくことはありますか？」

〈調査〉を始めたブリアンナは、「口が渇く……胸が締め付けられる……心臓がドキドキする……そして、胃が痛いです」と呟きました。私はブリアンナにお腹に手を当てて、そうした部分に向かってゆっくりと時間をかけて呼吸が流れ込み、流れ出すようにすることを提案しました。そうすることで、注意を安定させ、恐怖と接触したままでいやすくなります。

続いて、ブリアンナの中で恐怖をいちばん強く感じている部分に最も必要なものは何かを尋ねるよう伝えました。しばらくして、ブリアンナは驚いたように顔を上げました。「恐怖は、受け入れられていると感じたがっています……そこに帰属している、そこに存在していても大丈夫だと」

つまり、恐怖が必要としていた〈育成〉は、「問題がある」と評価されることではなく、受け入れてもらうことだったのです。私はブリアンナに彼女の中の最も賢明で親切な部分がどのように反応したいと思っているかを尋ねました。ブリアンナの賢明で親切な部分は、自分の中にある非常に傷つきやすい部分を認める方法を見つけられるでしょうか？　ブリアンナはお腹に手を当てて、静かに座ってまだゆっくりと呼吸をしていました。そして、うなずきました。「たった今、『大丈夫よ……そこにいてもいいよ』というメッセージを送りました。そして……大丈夫だと、もっと感じられるようになりました。実際に少しリラックスできています」

ブリアンナのメッセージは心から癒やされる賢明なものでした。私たちには海のようにさまざまな感情の波がありますが、それらは全て私たちに帰属し、私たちの一部なのです。痛みや恐怖などの難しい感情に出会ったときに「これも私の一部」と認めることで、内面に来ては去る事柄に、広がりのある自然な感覚で向き合えるようになります。

毎週のスタッフミーティングの前に、ブリアンナはこの方法でRAINを実践するようになりました。一時停止ボタンを押したあと、恐怖を〈認識〉して〈許可〉し、恐怖と一緒に呼吸しながら〈調査〉し、気持ちが最も強いところに手を置いて「大丈夫」と慰めの言葉を掛けました。また、ミーティング中に不安な気持ちが高まってきたら、呼吸を送り込んで「大丈夫。これも私の一部」という同じメッセージを伝えました。

三か月ほどして、ブリアンナから近況報告がありました。CEOに対する緊張感は消えていませんでしたが、不安感はいくらか和らいでいました。さらに重要なことに、不安がそれほど大きな問題に感じられなくなっていました。「不安になっても、以前ほど警戒しなくなりました。……個人的な問題として受け取らないようになりました。これまでは不安と必死に戦っていましたが、今は不安を感じていても構わないと思うようになりました。受け入れることで、脳の凍りつきが緩和されるようです。とても自由になります」

ブリアンナは職場でRAINの成果を実感していました。思考に囚われて反射的になっていると、私たちは不安を完全に個人的な問題として感じます。自分自身に対する否定的な意見として受け取るのです。しかし、RAINはその同一化を緩め、不安は私たちがどんな人間かを示したり私たちを支配したりする感情ではなく、不快ではあるけれども問題ではない内面の普段のお天気のようなものに変わるのです。

ブリアンナはCEOに面会を申し込み、リスクが伴うけれどもクリエイティブなマーケティング戦略を提案し、支持を得たと話してくれました。また、廊下の先にいる同僚と仲良くなり、他にも数人と知り合いになりつつありました。ブリアンナはこう言いました。「今は、不安だけでなく、とてもわくわくする感じが入り混じっています。緊張しながらも成長しています」

私たちは、不安が湧くと「どこか問題がある」、「自分を守るために行動しなければならない」と前提するように条件づけられています。しかし、マーク・トウェインの言葉を借りれば、「人生で最悪のことは、実際には起こらなかった」。RAINを実践することで、問題が起きることを想定して心配の種を探すこの条件づけられた習慣のしっぽを捕まえられます。捕まえたら、自分に向かって次のように言えます。「ただの不安だから、大丈夫。これも私の一部」。そして、反射的に反応する悪い習慣から解放され始めることができます。

恐怖に「たえられない」と感じるとき

ブリアンナは職場で支障が出るほどの不安に襲われましたが、ＲＡＩＮを実践できる程度のプレゼンスと集中力はありました。しかし、恐怖が急に非常に強くなり、パニックになったり無力感を感じたりすると、プレゼンスと接触できなくなる場合もあります。このようなときに自分の経験と向き合って〈調査〉しようとすると、再びトラウマになったり恐怖を強めたりする可能性があります。私たちは「耐性の窓」の外に押し出されてしまうのです。

「耐性の窓」という言葉は、精神科医で作家のダニエル・シーゲルが考えた表現で、恐怖や怒りなどの強い感情に悩んでいる人にとって便利な言葉です。「耐性の窓」は人によって異なります。あなたも、自分のレジリエンス（しなやかに回復する力）が日によって、またもっと長期的な時期によって、変化することに気づいているでしょう。ストレスが続く状況にあると弱まり、物事がうまくいっているときは強まったりしているはずです。良いニュースは、どんな状況であっても、ＲＡＩＮを行うことで耐性の窓（あるいは、心理学者が「感情耐性（affect tolerance）」の程度と呼ぶもの）を自分で広げられることです。ただし、「窓の外」にすでに出てしまっているときにはできなくなります。

感情に圧倒されたときに何が起こるかを説明するために、私はシーゲル博士のもう一つの発明を好んで使います。脳という複雑な臓器と私たちのストレスに対する反応とが簡単に理解できる脳のモデルです。

手で作る脳のモデル

家で試してみましょう。親指を手のひらに当て、他の四本の指をその上にしっかりと折りたたんで握り拳を作りましょう。これがあなたの脳です。あなたの顔は拳の前にあり、手の甲は後頭部になります。

もう一度、手を開きましょう。手首は脊髄を表します。手のひらの下のほうは脳幹です。親指を手のひらに当てるように曲げると、それが大脳辺縁系です。脳幹は呼吸や心拍数などの基本的な身体機能や覚醒レベル、闘争・逃避・活動停止反応などの生存反応を司ります。大脳辺縁系は脳の奥深くにある感情の中枢で、脳幹と密

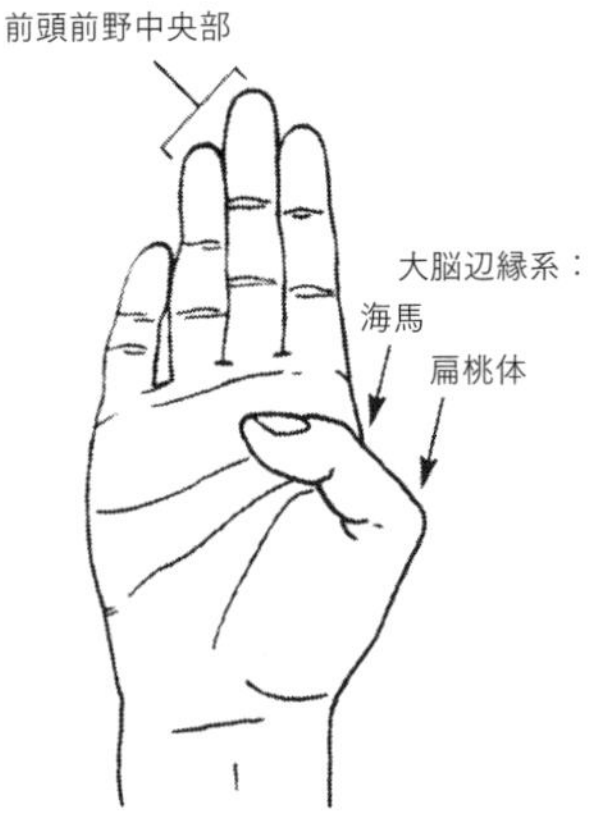

この絵のように、親指を手のひらに押し当てます。

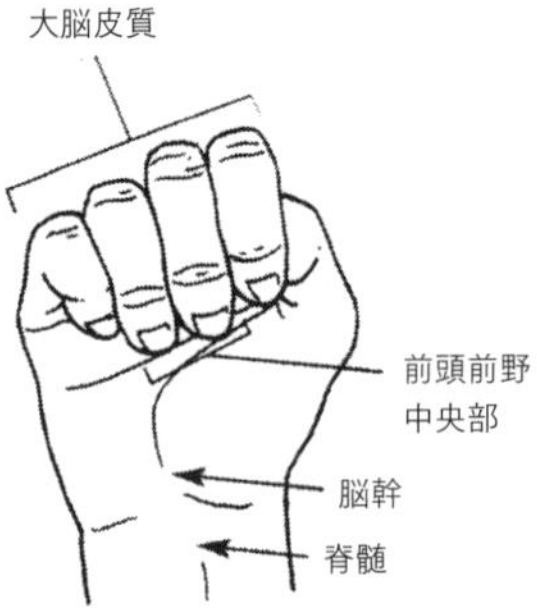

親指を包むように握り拳を作ると、皮質が大脳辺縁系を包んでいる脳のモデルになります。

接に連携して私たちの行動や反応を促します（大脳辺縁系は「（生存にとって）良いことか悪いことか」という重要な問いだけを判断するとシーゲルは説明しています）。また、ここは記憶が形成され、貯蔵される場所でもあります。これらの活動のほとんどは私たちの気づきの外で起きます。

　再び親指を包むように握り拳を作ると、脳の最上層である大脳皮質が接続されてきます。大脳皮質は脳の中でも最も新しく進化した部分で、空間と時間の中での位置定位、思考、推論、計画、想像などを可能にします。前頭前野は額のすぐ後ろにある部分で、モデル上では第一関節から指先まで伸びています。指先を手のひらに食い込ませるようにして押し付けると、脳の全ての部分と繋がることがわかるでしょう。この領域は私たちの生活を支えるためのメッセージを送受信します。前頭前野中央部は「証人」です。マインドフルネスや共感、思いやりの能力を司っていて、複雑な人間関係を処理する能力を支えています。また、原始的な脳の生存反応を落ち着かせたり、「抑制」したりすることができる領域でもあります。

レジリエンスの高い状態では、脳の全ての部分の間でコミュニケーションが行われています（シーゲル博士はこの状態を「統合」と呼んでいます）。例えば、車で子どもを学校に送っているときに他の車に割り込まれたとします。大脳辺縁系と脳幹が素早く反応し、私たちは何が起こっているかを完全に理解する前にブレーキを踏みます。それから、恐怖と怒りの感情が全身に押し寄せてくるのを感じます。しかし、ここで、前頭前野が「危ないところだったけど、もう大丈夫」と落ち着くようにメッセージを送ります。そして、徐々に平常心を取り戻していくのです。

しかし、過度のストレスやトラウマを抱えていると、前頭前野が大脳辺縁系の反応を調節できなくなることがあります。恐怖と怒りに支配されてしまうのです。相手に罵声を浴びせて子どもを怖がらせてしまったり、最悪の場合、車に追いついて追い越そうとしたり、運転手に向かって中指を立てたりするかもしれません。生存脳に乗っ取られると、私たちは簡単に自分や他者を傷つけてしまいます。

これがどのように作用するかは、手で作った脳のモデルで理解することができます。「危険！　トラブル！」というメッセージが脳幹から大脳辺縁系へと押し寄せてきます。そして、前頭前野（親指を包んでいる四本の指）がすでに過剰なストレスを受けているため切り離されて、四本の指が手のひらと親指から離れます。文字通りに「跳ね上がって」しまうのです。非常に強い興奮状態が続いて、判断力や共感力、道徳的理性など、私たちが賢く生きるために必要な内なる力が使えなくなります。

マインドフルネスやセルフ・コンパッションの自然な能力から切り離されたとき、脳のシステムを落ち着かせて、再び繋がる方法が必要になります。統合とレジリエンスを取り戻す方法が必要となるのです。ここでも、ＲＡＩＮの〈育成〉のステップに助けを求めることが癒やしへの重要な方法となります。

恐怖が強いときの〈育成〉

第5章では、ＲＡＩＮの〈育成〉のステップを使って羞恥心に取り組める様子を説明しました。羞恥心に囚われているときに私たちが最も必要としているのは「自分は慈しまれていて価値がある」と信じられるようになることです。ＲＡＩＮでは、自分よりも大きな慈しみの源泉を見つけて、自分の基本的な善良さを信じる拠り所とすることを学びます。

恐怖に圧倒されて耐性の窓の外に押し出されているとき、私たちはなにはともあれまず安心することを必要とします。そうした状況でＲＡＩＮを使って効果的に取り組んでいくためには、実践を始める前に十分に安心して、「今、ここ」をしっかりと感じていることが必要です。そのため、私は最初のステップとして、〈育成〉と内なるリソース・アンカーを強化することを勧めています。なお、最初に限らず、瞑想のどの段階でも〈育成〉するために立ち止まることができます。

「〈育成〉のステップはＲＡＩＮの最後ではないんですか？」と思っている人もいるかもし

れません。これまで見てきたように、完全な〈育成〉は最終ステップであることが実際に多く、私たちが自分の経験を〈調査〉して、それと直接接触したあとに行われます。しかし、〈育成〉に見えない形で含まれるセルフ・コンパッションは、プロセスの全体に適用できます。トラウマや強い恐怖に直面しているときには〈許可〉と〈調査〉のステップを実践することが賢明ではない場合や、そもそも不可能な場合もあります。そのようなときは、ＲＡＩＮの順序を変える必要があります。最初に〈育成〉を行い、ある程度の安心感と繋がり合った感じを確立し、途中でも必要に応じてその都度〈育成〉を行えば、ＲＡＩＮのプロセス全体で癒やしの効果が発揮される可能性が高くなります。

　この章の最後にある１６２頁のガイド付き瞑想のように、体と呼吸に注意を向けることは〈育成〉への直接的なアプローチの一つです。

　第５章で紹介したリソース・アンカーを特定して接触する方法も、〈育成〉のためのアプローチです。リソース・アンカーとは、最も必要としている内なる資源と繋がりやすくしてくれる言葉やイメージ、物、ジェスチャーなどです。この連想的なアンカーが確立されると、最も深く「線よりも下」に潜っているときにも拠り所にできる迅速で直接的な接触ポイントとなります。

しかし、人生に継続的な変化をもたらすためには、安全や平和といったポジティブな内なる状態と接触するだけでは十分ではありません。今では、意図的に取り組むことによって、そうした一時的な「状態」を、継続的な「特性」へと構築できることがわかっています。「わたし」の持続的な表現にできるのです。状態を特性に変えるこのプロセスは、自己育成のとても重要な表現です。

状態から特性へ

私たちの生存脳は楽しい経験よりもつらい経験をより簡単に思い出す特徴（ネガティブ・バイアス）を持っています。トラウマを抱えている場合によくあるように、つらい出来事は、たとえ詳しく思い出せなくても潜在的な記憶として深く残り、私たちの期待や信念や気分を形成します。私たちが自分自身や世界を経験する方法に影響を与えるのです。その一方で、日々のポジティブな経験の多くはすぐに忘れ去られます。感情や意味に満ちた事柄をいくらか覚えていますが、リラックスしているとき、安心しているとき、信頼しているとき、成功しているとき、慈しまれていると感じる瞬間のほとんどはそのまま過ぎていきます。

望ましい状態を、私たちの持続する在り方ともいえる特性に変えるためには、二つの基本的なステップが必要です。一つ目は、ポジティブな状態が自然に起きたときにそれを認識することにより、またはリソース・アンカーを使ってポジティブな状態を意図的に引き出すことにより、その状態を「経験する」ことです。二つ目は、ポジティブな状態とそれに伴って生じる自己の感覚に持続的に没頭して注意を向けることです。心理学者のリック・ハンソンは、この二つ目のステップを「インスタレーション」と呼んでいます。ポジティブな経験に「粘着性」を与えることで、長期の潜在記憶にインストールして、将来に引き出せるようにするのです。

このようにして、過ぎていくだけのものであった状態が徐々に特性へと構築されていきます。繰り返し経験をして、それに注意を完全に向けることで、脳の神経可塑性を利用して自分自身と人生を経験する方法を根本的に変えていくことができるのです。

内省：ポジティブな状態をインストールする

ポジティブな内面の状態（落ち着き、自信、慈しみ、安心の瞬間）が自然に生じたとき、あるいは意図的にその状態を呼び起こしたときに、いつでもインストールできます。ポジティブな状態になったら、次のことを実践しましょう。

●経験を持続させることに意図、関心、注意を向け、少なくとも十五―三十秒間、経験をそのままにしましょう。

●経験で体を満たしましょう。膨らむままにします。五感を全て使いましょう。何が見えて、何が聞こえますか？　触覚や温度、エネルギー、動きはどのように経験されますか？　経験に味覚や嗅覚は含まれていますか？

●光が部屋を満たしたり、水がスポンジに染み込んだりするように、経験があなたの細胞に染み込んでくるつもりになりましょう。経験の感触が入ってくるままにし、身を任せ、自分の中に受け入れているのだと感じましょう。

●その経験はどのような意味を持っていて何が重要なのかについて少し考えてみましょう。

インストールを成功させるためには反復して実践することが重要になります。ポジティブな状態と接触してインストールするという過程を何度も繰り返しましょう。気分がいいときはもちろん、不機嫌なときやストレスを感じているときにも実践しましょう。穏やかさや強さなどの状態に触れる度に、経験に満たされるままになり、しばらくの間その状態を維持しましょう。インストールの作業に慣れることで、実際に困難に遭遇したときにもポジティブな状態と接触しやすくなります。

何事もそうですが、実践することで強くなっていきます。ポジティブな状態を永続的な特性に変える方法を身につけるのは、自分への最大の贈り物の一つです。恐怖や羞恥心といった感情にこれまでどれだけ囚われてきていたとしても、内的資源を強化することで、これからは脳を変え、心を癒やし、意識を進化させることができるようになります。

章末のガイド付き瞑想「安心の種を育成する」と「困難な感情を引き渡す」をすると、そのことを直接経験できます。

圧倒的な恐怖に対するRAIN

テリーは長年瞑想を続けていましたが、娘のメーガンが次第にヘロイン中毒に陥っていく姿を見ながら、どんどん瞑想に安らぎを見出せなくなっていきました。それどころか、静かに座っていると耐えられない動揺に襲われるようになりました。

娘が路上生活を送ることになる状況だけはなんとしても避けたいと思いながら、テリーはすでに三年間も恐怖と怒りの入り混じったジェットコースターのような日々を送っていました。リハビリ施設に次々とお金を払い、メーガンの家賃や生活費も払っていました。カウンセリング料を払い、娘に仕事を見つけようとしましたが、メーガンは嘘をつき続けるだけで元の状態へと逆戻りしていました。メーガンが何週間も姿を見せないとテリーはパニックに陥りましたが、お金が無くなるとメーガンは現れ、今度こそは変わると約束して助けを求めました。

テリーは自分がメーガンの依存的な行動を支えていることを知っていましたが、どうすることもできませんでした。テリーは、いつなんどき電話が鳴って、メーガンが薬物の過剰摂取で死体安置所にいるとか、レイプされて殺されたなどという知らせが入るかを恐れて生きていました。

親友から「あなたはトラウマになっているから、あなた自身のための支援を得る必要がある」と言われて初めて、テリーはセラピーを受け始め、私のところにスピリチュアルな意見を求めに来ました。

私はテリーに、繋がり合った感じと平穏を人生にもたらしてくれるものは何か尋ねました。テリーは「たいていは祈りです」と答えました。「宇宙の母のような存在である『聖なる母』に祈っています。でも、今は祈ろうとすると心が恐怖に埋もれてしまうような感じがします。息をするのも苦しいです」

「今は、どうすると呼吸が楽になると思いますか?」と私が聞くと、テリーはしばらく目を閉じました。「もし、この恐怖をたった独りで抱え込んでいるのでなかったら、楽になると思います」。テリーはそう言って、小さく笑って私を見ました。「宇宙が私の代わりをしてくれたらいいのに」

「では、そうしましょう」と私は言いました。「いいですか?」。テリーは大きくうなずき、再び目を閉じました。

「あなたが抱えている大きな恐怖を思い浮かべてください。今、あなたはそれを両手で優しく、敬意を込めて持ち、聖なる母の腕の中へ置いていています。その場面を想像しましょう。恐怖を追い払おうとしているのではありません。もっと大きな存在に、恐怖を抱えるのを助けてもらうのです。その場面を視覚化して感じられるかどうか試してみましょう。実際に両手ですくうような形をつくって、高く掲げてみるのもいいかもしれません」

テリーは両手を上げると、少し頭を下げました。テリーの頬を涙が伝い始めました。数分後、テリーは両手を下ろして静かに座りました。「しっかりと呼吸しています」とテリーは言いました。「心が楽になりました。信じられないくらい重くて悲しいけど、余裕が生まれて……心が大きな存在の一部になって……しっかりと呼吸できています」

テリーは自分を楽にしてくれるリソース・アンカー（祈りの動作をするときのイメージと感覚）を見つけました。私はテリーに、しばらく静かに座って呼吸に身を任せ、心の中に穏やかさが流れ込んできて満たされるのを意識するよう勧めました。別れ際、私は聖なる母（テリーのリソース・アンカー）に恐怖を引き渡し、抱かれている感覚に浸る（その内なる状態をインストールする）ことを練習の核にすることを提案しました。

恐怖が深く根付いている場合や、日常生活のなかで恐怖が強化されている場合は、完全な

RAINに移行する前に安心を育む必要があるかもしれません。何日か、何週か、ときには何か月かかかるかもしれません。また、そうしていくときでさえ、「過剰」のシグナルが出たら、いつでも立ち止まって内なる資源に接触することが大切です。

数週間後、テリーと会ったとき、メーガンはまたもやリハビリセンターを抜け出して、テリーには娘の居場所の見当がつかない状態でした。テリーは惨めな気持ちでしたが、何度も祈っていたので、経験していることにRAINの完全なマインドフルネスと思いやりとで向き合う準備ができていると言いました。恐怖が強くなったらいつでも聖なる母に一緒に抱えてくれるようにお願いできることをテリーに伝えました。

テリーは、感じている恐怖と苦痛を〈認識〉して、それを〈許可〉することから始めました。そして、「私は何を信じているのだろう？」と自問しながら〈調査〉を始めると、「娘をコントロールすることも救うこともできない」という自分の言葉が聞こえました。テリーは動きを止め、私にはテリーの呼吸が深くなるのがわかりました。「胸の中に暗くて硬くなった恐怖の塊があって、私はここにいるしかない」とテリーはささやきました。そして、しばらくしてから、こう付け加えました。「聖なる母が私と一緒に恐怖を抱えてくれているのを感じると、気分が落ち着きます」

テリーが硬い塊に呼吸を送り込み続けていると、何かが変わりました。テリーは泣き出し、ソファの上で胎児のように丸くなりました。「私は自分の娘を失うかもしれないのに何もできない」。テリーは、恐怖の塊の中に息づく、あまりにも大きな喪失の苦悶と向き合っていました。

十分ほど深く悲嘆してからテリーが落ち着きを取り戻したとき、私は「悲嘆に暮れている部分が最も必要としているものは何ですか？」と尋ねました。

ゆっくりと体を起こして座り、「今ですか？　水とティッシュです」とテリーが呟きました。テリーは私たちが一緒にいる部屋に戻ってきていました。そして少し落ち着いてから、こう言いました。「ここにそのままにする必要があるのですが……悲しみがあまりにも大きいのです。宇宙の全ての優しさに支えてもらう必要があります。恐怖と同じように、悲嘆も、私よりも大きなものに抱かれなければなりません」

再び、私はテリーに時間をかけて悲しみをそのままにし、大きな存在に抱かれながら、体験のなかで身を任せるよう提案しました。テリーは座ってしばらく体を少し揺らしながら自分を抱きしめていました。そして、水をすくうような形に両手を合わせ、頭を下げながら両手を掲げました。しばらくして、私は尋ねました。「その悲しみを許して、大きな優しさに心を開くと、どんな感じがしますか？」

「大きな痛みが、思いやりの無限の海に浮かんでいるようです……いくらか平穏です」

メーガンとのジェットコースターのような日々は終わってはいませんでしたが、内面で降伏したことにより、テリーは知恵をもって対応することができるようになりました。心を引き裂かれながらも、メーガンが次に嘆願と約束で泣きついてきたときに、テリーはノーと言うことができました。薬物を続けるために娘がホームレスになって売春をしてお金を稼いでいると知ったときは、母としてさらにつらい思いをしました。しかし、テリーは自分がメーガンの救済者になることはできないと深く理解していました。その代わりに、自分自身の恐怖や悲しみに心を開いたままにし、それらが思いやりの海に抱かれるままにする必要がありました。

テリーがけじめを設定すると、娘のメーガンは選択を迫られました。メーガンは生きることを選びました。それからの四年間、メーガンは自分の人生に責任を持つようになり、今まで逃げていた問題と少しずつ向き合うようになりました。

勇敢な心

筆者の経験からすると、恐怖が湧くのを止めることはできません。私たちの人生は常に不安定です。愛する人を失い、人間関係がうまくいかず、仕事がうまくいかず、いずれ死が訪れ、世界では暴力行為が繰り返され、地球の生命系や生物種が脅かされ続けます。結局のところ、私たちは生きることも死ぬこともコントロールできないのです。

それでも、テリーが発見したように、ラディカル・コンパッションによって恐怖が自然に和らぎます。恐怖は変化する「状態」です。その状態を、私たちの最も深い本質を表現する大きな優しさの「特性」で包み込むことができます。RAINの実践を通して、心の広がりを発見できます。私たちの小さく脅えた自己よりも大きく、慈しみに満ちたプレゼンスで、不安や恐怖を含みつつ、そうしたものに振り回されたり、飲み込まれたりしないでいられるのです。

最後に会ったとき、テリーは人生の浮き沈みから学んだことを話してくれました。「私はメーガンの人生をコントロールすることはできません。……メーガンはまだ大きな課題を抱えていて、私にできることは限られています。私にできるのは、気にかけてあげること、力になれるように最善を尽くすことです。そして、私自身が恐怖を感じたときには、自分で『今、ここ』に留まれるようにすることです。聖なる母に呼びかければ、十分な慈しみとプレゼンスとで私の恐怖と人生を包み込んでくれます」

内なる資源を〈育成〉する方法を身につけることで、恐怖に直面したときにも勇敢な心を発見できるようになります。リソース・アンカーは、一人ひとりでまったく異なるかもしれません。信頼できる友人やスピリチュアルな人物を思い浮かべる、木に寄りかかる、自分の心に触れる、石を持つなどがあるでしょう。どのようなリソース・アンカーであれ、それが私たちの中に目覚めさせるポジティブな内的状態に十分な注意を向けることで、私たちの人生を包み込む優しいプレゼンスを直接的に〈育成〉できます。

瞑想：安心の種を育成する

瞑想を通して内面の安心を高めるには、「体と呼吸に注意を向ける」、「知恵と慈しみに満ちたメッセージを伝える」、「人、場所、活動、記憶を心に呼び起こす」という三つの主要な方法があります。

体と呼吸

●体に意識を向け、安定した快適な姿勢になることでしっかりと集中しましょう。背中やお尻、足が椅子や床を押しているのを感じましょう。体重や重力の感覚、地球に支えられているのを感じましょう。

●体の領域を順に調べていきながら、緊張した感じをみつけたら意識的に力を抜きましょう。

●呼吸に集中し、ゆっくりと深呼吸しましょう（吐く息も吸う息も五―六秒ほどかけます）。息を吸うときと吐くときの間で止まらずに、息を吐くときに力が抜けていくようにし、呼吸全体を滑らかにします。（これは「コヒーレンス・ブリージング」と呼ばれる呼吸法で、心と体を直接的に穏やかにします）

●心臓やお腹、頬などにそっと手を当ててみましょう。

知恵と慈しみに満ちたメッセージ

- 自分へのメッセージ：「ここにいるよ、一緒にいるよ」など
- 慈悲の祈り・祝福：「内面と周囲の危険から安全でいられますように」
- 神聖な意味を持つマントラやフレーズ：「心が目覚めるとともに、思いやりという宝石を発見する（Orn Mani Padmi Hum）」など

人、場所、活動、記憶を心に呼び起こす

良いリソース・アンカーの候補を見つけるために、恐怖に囚われていないときに次の質問について考えてみましょう。体に注意を払い、いちばん安らぎをもたらしてくれるのはどれかを考えましょう。

- 繋がりや親しみを感じる人はいますか？　気遣ってもらっている、慈しまれていると感じる人はいますか？　親近感、安全、安心を感じる人はいますか？　家族や友人、先生、ヒーラーなどをどんどん思い浮かべて調べるとよいでしょう。知っている人はもちろん、会ったことはないけれども繋がりを感じる人、生きている人、亡くなった人、ペット、

仏陀や観音様やイエスのように典型的に思いつく人物やスピリチュアルな人物でも構いません。

●いつ、どこで、最も安らぎ（安全、安心、リラックス、または強さ）を感じますか？　自然の中、教会や寺院、自宅、喫茶店など、保護されている感覚を感じる場所を考えてみましょう。

●どのような活動をしているときに安全、安心、強さを感じますか？　人を助ける、泳ぐ、絵を描く、ダンスをするなど、それを通してあなたの内なる資源と繋がるような活動があるかどうかを考えてみましょう。

●過去の出来事（具体的な経験）で、強さや安全、活力を感じたことを思い出すものはありますか？　何かを達成したり習得したりした、学習した、奉仕した、他者との関係など、どのようなことでも構いません。

こうした質問を考えたら、現在のあなたに安心な感覚を最も与えてくれる人、場所、活動、または記憶を選びましょう。ひとまず、それがあなたのリソース・アンカーで、ポジティブな状態への入り口になります。

このリソース・アンカーを五感で生き生きと感じて、注意を深めましょう。例えば、一緒にいると落ち着く人でしたら、その人のイメージを鮮明に身近に感じるままにし、その人が話した言葉を思い出し、安心させてくれるときの触れ方や表情を思い出しましょう。

◇

三つの方法のどれかを使ってリソース・アンカーと接触したら、体に湧いてくる気持ちに気づきを向けましょう。楽な感じ、安心、快適さの感触はないでしょうか？

最後に、リソース・アンカーを思い返しながら、十五—三十秒かけてこうした安全や安心のポジティブな経験をインストールします。気持ちに注意を集中し、そうした気持ちがあなたの中にしみこんできて満たされるままになりましょう。

瞑想：困難な感情を引き渡す

この瞑想は、結果に執着したり、心配になったり、不安になったりしたときに行いましょう。抱えている困難を大いなる宇宙に委ねたときに何が起こるかに注目しましょう。

楽な姿勢で目を閉じ、体の緊張をほぐしてリラックスします。

少し時間を取って、不安や恐怖の経験を〈認識〉して〈許可〉します。次に、自分が何を（どんな悪いことが起こると）信じているのかを感じ取り、体のどこで恐怖が最も強く感じられるかを経験して〈調査〉しましょう。感覚に直接触れて心を開くことで〈調査〉を深めましょう。

続いて、賢くて思いやりがあり、全てを受け入れてくれると感じる善意の存在や形のない存在（神や霊、宇宙の知性、イエス、仏陀、聖なる母、自然など）を思い浮かべましょう。

これまで抱えてきた恐怖の全てをこのより大いなる存在に委ねる場面を想像しましょう。一人で心配したり抱え込んだりするのは、もうあなたの「仕事」ではありません。あなたの小さな自己の担当ではありません。恐怖や心配はより大きなものの手に抱かれるままにしましょう。

「引き渡す」場面を視覚的に想像しましょう。両手を天に向けて掲げ、頭を下げて体を使って演じてもいいかもしれません。重荷を背負っていないのはどんな感じでしょうか？

〈RAIN のあと〉　解決すべき問題がなかったとしたら、今の瞬間はどのように感じられますか？　楽な空間の中で力を抜いて休息できるかどうか試してみましょう。

質問と回答

恐怖が湧いたら必ずＲＡＩＮの四つのステップを踏むべきでしょうか？

必ずしもそうではありません。実践の方法はたくさんあります。

ＲＡＩＮの最初のステップである〈認識〉と〈許可〉により、マインドフルで寛容なプレゼンスを引き出して、恐怖（または困難な感情）の中でバランスと自由を見つけやすくなります。つまり、最初の二つのステップだけでよい場合もあるでしょう。

恐怖が強く、反射的に行動してしまう場合は、〈調査〉で傷つきやすさの原因を明らかにし、〈育成〉で必要な癒やしを与えることができます。

最後に、上記で提案したように、恐怖がとても強い場合は、ＲＡＩＮのステップを踏む前に〈育成〉から始めて十分な安心感をまず確立する必要があるかもしれません。

恐怖を「引き渡す」ことは、自分の力を奪うことになりませんか？　あるいは、あまりにも強い恐怖には対処できないという感じを強めてしまうのではないでしょうか？

恐怖に囚われているときは、恐怖にうまく対処できていません。私たちはすでに、自分が被害者で振り回され、他とは区別され、傷つきやすいと感じています。なぜなら、生存脳が主導権を握り、理性やマインドフルネス、思いやりを司る前頭前野とのコミュニケーションが減っているからです。恐怖を「引き渡す」と、最初は外側の何かに渡しているように見えるかもしれませんが、想像力を使うことで、実際には自分自身の中にある資源、一時的に見えなくなっている知恵、思いやり、慈しみと再び繋がることができます。「引き渡す」ことは、12ステップ・プログラムで推奨されている「神の配慮にゆだねる」ことと同じで、自分自身の全体性を取り戻すための強力な架け橋となります。

耐性の窓の外にいることを自分で知るにはどうすればいいですか？　再びトラウマになる危険には気をつけて慎重にしていますが、不快感を避けたいだけなのではないかと思うときもあります。

トラウマ歴があるか、または悪夢を見る、頻繁に驚く、強い不安やパニックを起こすなどのPTSDの症状がある場合は、感情的な不快感や「これは過剰」という気持ちは自分の耐性の窓の外にいることを意味すると考えたほうがよいでしょう。そうしたときは、そこで実践を打ち切ることもできますが、あるいは「自分の限界に挑戦する」ことで、しばらく自分の不快感をそのままにして、どのように展開していくかを観察することもできます。不快感がひどくなってきたら、注意を移す合図だと捉えて、内面にある資源に注意を向けて自分で落ち着く方法を見つけましょう。実践を重ねるうちに恐怖と向き合えるだけのバランス感覚と回復力が身についてくることを発見するかもしれません。「今、ここ」に留まれるようになると、習慣的な回避をやめ、ストレスの中でもより楽で自由に過ごせるようになります。耐性の窓が広がるのです。

自分では恐怖に駆られて行動していると思っていても、瞑想すると体の中に恐怖が見当たりません。

あなただけではありません。私たち人間には、体で感じる恐怖の生の体験を切り離して恐怖に基づいた思考や行動に逃げ込む強い反射があります。恐怖の感触に意識的に心を開けるようになるには、練習が必要です。瞑想中に恐ろしい思考が湧いてきたら、喉や胸、お腹に親しみのこもった注意を向けて、そうした部分に息を通す感じで呼吸をすると集中しやすくなります。締め付けられるような感覚、痛み、熱さ、圧迫感、震えなどに注意を向けながら、恐怖が現れるのを待ちましょう。辛抱強く続けていると、恐怖がどのように体に表れるのかがわかり、徐々に慣れてくるでしょう。慣れてくると、それほど恐怖に囚われなくなってきます。恐怖に対して反応するのではなく、より上手に対応できるようになります。

瞑想で恐怖と向き合っているとＰＴＳＤの症状が出てきました。このまま続けていると自分が壊れてしまいそうです。瞑想を続けるべきでしょうか？

ＰＴＳＤの症状が出ている場合は、マインドフルネスやＲＡＩＮを続ける前に、内なる資源をもっと育てたほうがよいでしょう。内なる資源との接触が強くなると、耐性の窓が広がることに気がつくかもしれません。また、マインドフルネスを実践する際にはトラウマに詳しい講師やマインドフルネスを基盤にするセラピストに相談することも非常に有効です。

瞑想にはさまざまな種類があり、中には心の平穏や幸福感の拠り所となる内なる資源を直接育むものもあることを覚えておきましょう。例えば、慈悲の瞑想、呼吸への集中、歩行瞑想などは、すでに慣れ親しんでいるかもしれません。これらの瞑想は困難な状況にあっても気持ちを安定させて心を落ち着かせることに役立ちます。

第７章　いちばん深い欲求をみつける

人が自由なのは、心から好きなことをしているときだけだ。そのためには、自分のいちばん深い部分にたどりつかなければならない。潜る作業がいくらか必要になる。

Ｄ・Ｈ・ローレンス

六十歳の誕生日を迎えたマックスは、パートナーのポールと一緒に「ラディカル・アクセプタンス」と題された丸一日のワークショップに参加しました。ポールがどうしても参加しようと誘ったのです。「六十年も突っ走ってくれば、もう十分。でも、きみは人生の終わりに向かって全力疾走するだけで、周りの美しい景色を見ていないよ」とポールは言いました。

投資コンサルティング会社の経営者であるマックスは同意しました。そして、休憩時間に筆者も交えて三人で話をしているときに、「ＦＯＭＯに悩まされているのですよ」と告白しました。私がいまひとつ理解していないのを見て、マックスは「Fear of Missing Out（何かを逃すことへの恐怖）の略です」と付け加えました。「例えば新しい運動法とか、最新のiPhoneとか、高校の同窓会、人生を変えるような素晴らしいワークショップなど、何かの情報を耳にすると」、そこで言葉をいったん切ると、マックスは演技がかったポーズで微笑みました。そして、「関わらずにチャンスを逃して損をしてしまう気がして、怖くなるんです」

またポーズを取ってから、マックスはさっきよりも真剣な表情で私を見つめました。「実を言うと、いつも不安で決して満足できないんです。先週末、ポールに『どうなるときみは満足なの？』と核心を突いた質問をされてわかりました。私は恵まれています。良いキャリア、良い評判、健康、愛するパートナー。でも、決して満足できないようなのです」。そして、付け加えました。「私の本当のＦＯＭＯは、人生が過ぎ去っていき、本当に大切なものを逃しているということです」

Fear of Missing Out（何かを逃すことへの恐怖）。マックスとポールは、「時間がいくらあっても足りない、十分に生きられないまま死んでしまうのではないか」という、私たちのあまりに多くが抱えている悩みを一言で表す用語を教えてくれました。刺激的な体験、他者の愛、恐怖を和らげるための酒など、何を追い求めるにしても、そうしている瞬間に私たちはプレゼンスを逃しています。真実の「わたし」を認識し、他者と思いやりをもって繋がり、木々の間を通り抜ける風に耳を傾けることができる唯一の場所である「今、ここ」を離れてしまっているのです。

禅僧の良寛は、「意味を見つけたければ、多くを追うのをやめなければならない」と書いています。慢性的な「欠乏感」があると、本当の意味でその瞬間にあることも、ありのままを見ることも妨げられてしまいます。別の場所に向かっているとき、私たちは目の前の人生を生きていないのです。

ＲＡＩＮを使うと、人生を狭める「欠乏感」から解放されやすくなります。この章では〈調査〉によって不健康な「欠乏感」の習慣の原因である満たされていないニーズが明らかになる様子と、〈育成〉によって内なる全体性と充足感に繋がれるようになる様子とを紹介します。しかし、その前に、「何かが足りない」、「この瞬間に満足できない」と感じ続けるように私たちが普遍的に条件づけられていることに目を向けてみましょう。

自分の星から離れる

「欲求（desire）」という言葉は、「足りない」、「切望」を意味するラテン語の動詞〈desiderare〉に由来しますが、「星から離れる」という意味を持ちます。考えてみましょう。この宇宙のあらゆる部分が「星」の素材でできているとします。「星」は私たちの活力の源泉であり、その輝きは気づきそのものを反映しています。形あるものは全て「星」から生まれ、「星」から離れていると感じると苦しくなります。ここから、私たちは繋がりを求め、完全に生きていることを実感したいと願うようになります。欲求の目標の基準は快楽です。なぜなら、快楽は原始的な生物学的合図となり、安全や食べ物、セックス、自己価値、他者との繋がり、スピリチュアルな自己実現など、私たちが完全に生き生きとするために必要な事柄の役に立つためです。つまり、欲求は私たちを故郷へと呼び戻す「星」のエネルギーなのです。

快楽を求めることは健全ですが、基本的な欲求が満たされていないと、欲求のエネルギーが問題となる場合があり、舵取りするのが困難になるかもしれません。そうなると、欲求は強まり、私たちの注意は、より簡単に達成できるか、より具体的な代用品に向けられます。身の危険を感じれば権力やお金を求め、愛されていないと感じれば愛情を勝ち取るために承認を求めたり実績を積み上げたりすることに向かいます。また、ニーズが極端に満たされていない場合は、執着心に支配されてしまいます。欲求が渇望に変わり、中毒性のある行動へと繋がってしまいます。

代用品は私たちを夢中にさせる一時的な解決策を提供しますが、本当の意味での解決策にはなりません。何かを達成しても本当の価値を感じることはできず、お金や財産があっても本当の安心は得られず、ＳＮＳで何百人の友人がいても愛されているとは思えないでしょう。そのため、私たちは何かが足りないと感じ続け、代用品に手を伸ばし続け、切望の源泉である「星」から自分を遠ざけてしまうのです。

内省：「もしも〜たら」の心

代用品を追求するとき、私たちは大脳辺縁系の催眠状態にあり、私たちを突き動かす信念や満たされていないニーズは、ほとんどが「線よりも下」、つまり意識される気づきの外にあります。そこで〈調査〉をすると、私たちを前のめりの姿勢にする慢性的に満たされない気持ちがあり、物事が「もしも～たら」人生はもっと良くなるのにという信念があることが明らかになります。

あなたの心に、（もしも実現したら）全てが変わると確信する何かが見えていますか？「もしも」良いパートナーを見つけたら、子どもが産まれたら、体重が減ったら、良い仕事に就いたら、あるいは子どもが良い大学に合格したら、充実した人生になるのが見えていますか？　では、「もしも～たら」の心の影響を〈調査〉してみましょう。そのように考えると、思考や気分にどのような影響がありますか？　人生でする決断への影響は？　今の生活をもっと楽しむ力はどうなりますか？　人生で受け身の姿勢になっていますか？

「もしも～たら」が、一日を通じてもっと小さな形で現れていることに注目しましょう。「もしも」もう少し長くベッドで眠っていられたら、子どもたちがもっと早く服を着てくれたら、道がこんなに混雑していなかったら、コーヒーをもう一杯飲めたら、このプロジェクトを片付けられたら、モバイル機器を最新版にアップグレードできたら、ファイルを整理できたら、あのワインを一杯だけ飲めたら、誰かがキッチンを片付けてくれたら、夜通し眠れたら……。欲しかったものが実際に手に入ったとき、満足感はどのくらい続くと思いますか？

　本書を読むのをここで一時中断して、この瞬間にもあなたの心に「もしも〜たら」の兆候がないかをチェックしてみましょう。何か別のものを求めているという感覚はありますか？　背景に不満の感覚はないでしょうか？　たった今、何かが欠けているでしょうか？

　代用品は決して長く満足させてくれないため、欲求への執着が波のように高まって人生が支配されてしまうことがあります。私たちは海面で翻弄されたまま、心の深いところにある純粋な切望と接触できなくなります。再び接触するためには、D・H・ローレンスが言うように、心の奥へと潜る作業がいくらか必要になります。

FOMOに対するRAIN

マックスがワークショップで得たものは、未来の自分との関係でした。ガイド付き瞑想をしているときに、マックスの心に、小さなヨットに乗って自然豊かな湖を風に運ばれている年老いた自分の姿が見えました。年老いたマックスは何かを追い求めているわけでも、何かを証明しようとしているわけでもありませんでした。未来の自分からのメッセージはこうでした。「今いる位置で満足できる」

このビジョンはマックスを刺激しましたが、現実の生活とはかけ離れているように思えました。四か月後に、マックスが瞑想のリトリートに来たとき、私たちはマックスが今では「終わりなき追求」と呼ぶようになっていたものに対して、ＲＡＩＮを実践することにしました。座っている間、マックスは新たに行った巨額の投資についての思考が頭からどうしても離れず、プレゼンスに入るのを妨げられていました。私はその強迫観念を〈認識〉して〈許可〉し、Ｕターンすることを提案しました。「プロジェクトについての思考から体の中にある気持ちに注意を移してみたときに気づくことはありますか？」。マックスは「興奮、貪欲、恐怖」をあげました。

さらに調べると、熱さや圧迫感、動揺を感じる部分が胸にあることがわかりました。その部分は何を信じているのかと私が尋ねると、マックスは「何かをしなければチャンスを逃すのではないか。チャンスを失ってしまう」と答えました。

「何を失うのですか？」と聞いてみました。

マックスは首を横に振りました。「わからないけど、お金かな？　良いことをするチャンス？　レジメに書けるような魅力的な経歴？」

「本当ですか？　大切なものを失いますか？」

マックスはまた首を振りました。「いや、でもそう感じるんです。そして、それはいつも感じていることだ……行動しなければ、何かを失う……活力や人生を失ってしまうかもしれない」

恐怖と、欲しいという気持ちとが入り混じった感触を体の中にある体験として感じとった今、私はマックスに、もう一度未来の自分を知恵のある〈育成〉の源泉として思い浮かべるよう提案しました。「未来の自分はどのように導いてくれそうですか？」

マックスはうなずき、数分してからこう言いました。「未来の自分と一緒にヨットに乗っているけど、今回は様子が違う。未来の自分はどんな風が吹いていても、積極的に風と関わっている。『今、ここ』にしっかりいて、活き活きとしていて……楽しんでいる！」。マックスは微笑んでいました。

私は「未来の自分は、今のあなたに何かを知っておいてほしいと思っていますか？」と聞きました。

マックスは「思っています。まるで、私の肩に手を置いて、『人生は今この瞬間で十分だ。物事を追いかける必要はない。これでいい！』と言っているような気がします」。そして、目を開けて笑いました。「今だよ、タラ。この風に乗って……ここに座って、息をして、君と一緒にこのことを探求して、胸に温かさを感じている。これだよ！」

特にこれまで自分の外側にある何かを追い求め続けてきた場合、たった今起きていることに触れると、マックスのように焦燥や緊張、恐怖を感じることがあります。そうしたものは欲求の一部です。「何かが足りない」という感覚も伴いがちです。そのときに、自分が欲しいと思っていると考えるものを追求するのではなく、そこに留まっていたらどうなるでしょう？　肩に優しく手を置くように、「これでいいんだ」と信じられるように自分を励ましてあげたらどうなるでしょう？　次第に、自分のプレゼンスの充実と生きている活力とを発見します。そこから、「満ち足りた」気持ち、本当に求めていたものがすでにここにあるという気持ちが祝福として訪れます。この心の在り様は、良寛の有名な俳句「盗人に取り残され し窓の月」にも表れています。

プレゼンスにしっかりと入ることで内面の自由を得られる一方で、必ずしも外側の生活が急激に変わるわけではない点を覚えておく必要があります。マックスの日常生活はほとんど変わりませんでした。のんびりすることは彼のスタイルではなかったのです。マックスは注目度の高い契約や仕事仲間からの評価を得るために競争を続けました。しかし、マックスに言わせれば、「以前のような落ち着きのなさや突き動かされる感じはなく、本当の意味で『今、ここ』にいるときが多くなりました。そして、より良い風を求めなければならないと感じて不安になると、例の年老いた船乗りが肩に手を置いて『これでいいんだ！』とささやいてくれます」

愛への依存

マックスのＦＯＭＯには、「今、この瞬間」に何度でも戻ってこられるようになることが薬になりました。しかし、Uターンをしてプレゼンスの中に戻ってくるためには満たされていないニーズの生々しい内容と向き合うことが避けられない場合もあります。私自身、数え切れないほどの人たちと接してきたなかで、欲求が雪だるま式に膨らみ完全な執着になってしまい、そうした状況になるのを見てきました。このようなときは、自分を突き動かしている渇望と恐怖にさらに深く注意を向ける必要があります。

半年間の燃えるような恋愛のあとにパートナーから二人の関係に終止符を打たれたデイビッドは、その出来事の直後に瞑想のリトリートに参加しました。デイビッドは彼女を失ったことに深く苦しんでいました。デイビッドの心は二人の短い歴史の中の情熱的な瞬間や二人の愛の深さが生涯変わらないことが約束されているように見えた瞬間を何度も思い返し続けていました。執着すればするほど、デイビッドの切望は絶望的になっていきました。

プライベートで会ったとき、デイビッドは「最愛の人を失いました。周りからは他にもっといい人が見つかると言われるけれど、信じられません。彼女は運命の人だったと思います。人生が終わってしまったような気がします」と話しました。

「一緒にRAINに取り組みましょう、たった今いる状況から始めます」と提案したとき、デイビッドは驚きました。すぐに言葉が溢れてきました。「瞑想しようとしてそこに座っても、彼女に電話したり、仲直りしたり、愛し合ったり、関係を修復したりすることばかり考えてしまうんです」。デイビッドは最後の喧嘩を頭の中で何度も繰り返し、自分がどこで失敗したのかを正確に把握しようとしていることについて話してくれました。

私は「最も意識するのはどのような気持ちですか?」と尋ねました。

「彼女が欲しい」と彼は言いました。「激しく、絶え間なく欲しい」

「その欲しいという気持ちをただ〈認識〉して、決めつけずに、そこにあるままに〈許可〉できるかどうか試してみましょう」。デイビッドはうんざりした様子で首を振りました。

「それは難しいです。自分でもどうしようもない気持ちになるし、彼女をそんなに欲しがっている自分が恥ずかしくなります」

「わかります。でも、それはとても自然なことですよ。欲しがることに伴う恥ずかしさ、それも〈許可〉してみましょう。それらの気持ちに名前をつけて、『欲しさ、欲しさ……恥ずかしさ、恥ずかしさ』と言って、立ち止まり、そうした気持ちに今ここにあるための広がりをつくってあげるといいかもしれません」

しばらくしてデイビッドがうなずいたので、私は「たった今、最も強い感情は何ですか?」と尋ねました。

迷うことなくデイビッドは「彼女が欲しい」と答えました。「体中の細胞が彼女を取り戻したいと願っています」

「わかりました」と私は言いました。「では、その欲しいという気持ちを〈調査〉してみましょう。あなたの空想の一つを、心のスクリーンで再生してみましょう」。デイビッドが目を閉じるのを待ってから、「では、あなたがスクリーンから目を逸らすとどうなるかに注目します。あなたの体と心では何が起きていますか?」と言いました。そして、しばらくして「その欲しいという気持ちは体のどこに息づいていますか？　どのように感じられるか教えてください」と付け足しました。そのようにして、デイビッドが思考から気持ちへと重要なUターンをして自分の経験に完全に入り込むように促しました。

デイビッドの欲しいという気持ちは、心に深く食い込んだ爪のある手が乱暴に引っ張っているイメージとして現れました。引っ張られる度に、デイビッドは肉が引き裂かれるような感覚に襲われました。心が引き裂かれていたのです。

続いて、私が「欲求を辿る」と呼ぶ〈調査〉の方法を使ってプレゼンスを深め始めました。この方法により、満たされていないニーズと、その中にあって執着している欲求を駆り立てている真の切望とを見つけやすくなります。

「欲しいという気持ちのエネルギーの中に、つまり心を乱暴に引っ張っている爪のある手の中に入ることができると想像してみましょう」。デイビッドは前のめりになり、歯を食いしばり、顔をこわばらせて完全に集中していました。私はしばらく待ってから、「その欲しいという気持ちのエネルギーは、どのような経験をしたがっていますか？」と尋ねました。

「仲間を求めています……独りでいたくないんです」

「なるほど。乱暴に引っ張られている気持ちの中に留まったままで、『仲間』の感覚を感じられるでしょうか？　もし、欲しい気持ちのエネルギーに『仲間』がいたら、どのような感じがするでしょうか？」

「エネルギーは、リラックスできて……手放すことができて……何かの一部になれます」

「『何かの一部になる』のはどんな気持ちですか？　……どのような感じがするでしょう？」

「それは」と言って、デイビッドは両手を胸に当てました。「心に余裕が持てて……完全に生きている感じがして……温かさと光で満たされている感じです」

「たった今、それを感じられますか？」。デイビッドがうなずきました。「欲しい気持ちのエネルギーが本当に求めているのは、その感じですか？　他に何かありますか？」

デイビッドはほとんど身動きをしませんでした。そして、こうささやきました。「今は、欲しいという気持ちがありません」

デイビッドがこの温かさと光を感じながら休息することで、〈調査〉から、豊かな〈育成〉へと繋がっていきました。しばらくして、私はこの経験で覚えておきたいことをデイビッドに感じてもらいました。「これは愛だよ、タラ。そして、それはすでに僕の内側のここにある」とデイビッドは答えました。デイビッドの手はまだ心臓にありました。「でも、この部屋を出て少し経つと僕はこの感覚を忘れて、また彼女との関係を求めてしまうのがわかるよ」。それから、優しく胸を撫でながら、「どうにかして愛がここにあることを覚えておく必要があるんだ」と言いました。

セッションを終える前に、空想は必ず再び起こるけれども、そのときに戦わないことについて話し合いました。そして、深く刻み込まれたいかにも人間らしい愛の求め方をしている自分をなるべく裁かないようにとデイビッドに伝えました。自分の欲求を裁いてしまうと、切望の中に埋もれている愛、私たちに呼びかけてくる本質的で時間とは無縁の愛への道が妨げられてしまうからです。

愛着は悪いことか？

多くの人が他者との親密な繋がりを切望する気持ちを捨てなければならないのかと尋ねます。「愛着」が不健康なものだとか、精神的な成長を妨げるものだと聞いたことがあるからです。しかし、親密で養育的な関係を求めることは自然で健康です。私たちの体と脳は生まれた瞬間から愛着を求めます。そのようにして人間は生存するのです。乳児は自分のニーズをちっとも満たしてくれない養育者に対してさえ愛着を持ちます。問題は、幼少期に愛着のニーズが満たされなかった場合に、成長してから必死になって親密さを求めたり、逆に親密さを遠ざけたりして、本物の繋がりが持てなくなってしまうことです。そして、代わりになるはずのものによっても満たされないと、見捨てられた子が得ることのできない慰めを求めて夜に泣いているような気持ちを、あらゆる場面で感じるようになるのです。

デイビッドは情熱的なセックスによって、基本的な愛着への願いが強められていました。人間は木から降りて以来、欲求の生物学的特性に悩まされると同時に、それを喜びもしてきました。ホルモンや他の神経伝達物質が体中に溢れ、性的興奮と絆の両方が促され、記憶に強く刻み込まれます。そうした際に関与する脳の回路のいくつかが、アヘンやその他の薬物中毒にも関与していることがわかっています。デイビッドが心に爪が食い込むように感じたのも当然です。そのときデイビッドは禁断症状を示していたのです。

それだからこそ、デイビッドが学びつつあった「自分の中にある愛を見つける」というプロセスが癒やしには必要不可欠です。欲求が外に向かって固定化されている場合、ＲＡＩＮは直接的な経験に注意を向けるようにＵターンすることで固定化を解く手助けをします。愛着の気持ちは生じ続けますが、それに人生を支配されたり、愛の流れを妨げられたりすることはありません。自分の中にある愛をより強く信じることができれば、全体的で、自発的で、本物の気遣いの立ち位置から他者と繋がることができるようになるのです。

満たされないニーズから依存症へ

安全と繋がりを求める幼少期のニーズが満たされないと、私たちは依存症になりやすくなります。脳科学者はストレスが脳に生物学的変化をもたらすことを明らかにしています。この変化には快楽を感知するドーパミン受容体の減少が含まれます。そのため、私たちはセックス、食べ物、お金、薬物など刺激の強い報酬を求めるように突き動かされやすくなります。快楽中枢に一時的に火がつくことはあっても、ドーパミン受容体の感度が低下するため、満足感を得るためにはより多くの刺激が必要になります。アルコホーリクス・アノニマスの参加者たちがときに念押しされるように、「一杯飲めば、新しい自分になったような気分になるかもしれない……しかし、新しい自分はもう一杯飲まなければならなくなる」

渇望に囚われていると、前頭前野の活動が低下します。これにより、批判的思考や自制心が損なわれます。自分がまったくの別人になったように感じられます。大脳辺縁系がハイジャックされ、より最近進化してきた脳と連絡できなくなるのです。時間が経つにつれ、私たちの自己感覚を構成する脳のパターンは深く乱れていきます。思考や気持ち、選択、他人との関わり方など、全てが依存症に結びついてしまいます。その結果、私たちは自分の存在に生命を吹き込んでくれる精神、すなわち「黄金」との繋がりを失ってしまいます。

慈しみの代わりに食べ物を

フランは、12ステップグループであるオーバーイーターズ・アノニマス（ＯＡ）での世話役の勧めで私のところに来ました。彼女はＯＡが役に立っていると話しました。新しい友人ができ、彼らの苦悩を聞くことができ、自分の苦悩を正直に話すことで食べたいという強迫観念を恥ずかしいと思わなくなったそうです。しかし、強いストレスがかかると相変わらず暴飲暴食を繰り返していました。

フランは次のように言いました。「何か重要な要素が欠けているのかもしれません。崇高な力を信じている人は、孤独で困難な状況に陥ったときに頼れる場所を持っていますが、私にはその場所がありません。世話役の方は、そのことでも私を助けようとしてくれています。この宇宙には自分よりも大きな存在があることは感じられますが、とくに私を見守ってくれる神的な力は感じません」

フランは、食べたいという衝動に抵抗する内なる強さを瞑想によって得られるかどうかを知りたがっていました。私はＲＡＩＮから始めることを提案し、最近の暴飲暴食のエピソードを振り返ってみることを勧めました。

フランは「父と継母が来ることになっていたときです」と答えました。父と継母の夫婦とフランとの関係はぎくしゃくしていて、夫婦が来るのを恐れていたと話しました。早めに帰宅して家の掃除をしたものの、夕食代わりに間食をし、その間食がシリアルとアイスクリームの暴食へと繋がりました。

フランは自宅の書斎をゲストルームに変えて、夫婦が喜ぶ食事を考えているうちに、不安が大きくなっていったと言いました。私たちはそこからＲＡＩＮを始めました。フランが感じている不安に注意を向け、立ち止まって不安のための余裕を少しつくりました。フランは不安な部分に何を信じているのかを尋ねることで〈調査〉しました。「父と継母は私の家に来たことを後悔すると思います。私の簡易ソファが快適ではないと思うだろうし、私の料理が美味しくないと思うはずです。兄と姉はどちらも年収二十万ドル以上（二千万円あまり）で、家庭を持って、もっと伝統的なライフスタイルを送っていますが、そんな彼らと私を比較すると思います」

「なるほど。では、ゆっくりと時間をかけて考えてみましょう」と私は言いました。「湧き上がってくる感情の中で最も強いものは何ですか?」

「不安です。……でも、それだけでなく、本当に、傷ついています。彼らの心の中で、私はダメな人間なんです。彼らは私に対して敬意を持っていません」

「傷ついた感じをありのままに感じると……体のどこにありますか?」

フランは喉に手を当てました。「ここです。喉が絞めつけられているような感じがします……涙を我慢したり、言葉を我慢したりしているような感じです」

「涙や言葉を我慢するのをやめたらどうなりますか?」

「痛みが全て表に出てしまったら、誰も決して私と一緒にいたいと思ってくれなくなると思います」。フランは一呼吸置いてから、こう続けました。「兄はいつも私に『お前は傷つくのを待っている』と言っていました。私がまだ幼い頃からです」。フランは泣き出しました。

「私が傷ついているときには、誰も私と一緒にいたいと思ってくれない」

「本当にそうですか?」

「まあ……少なくとも私は自分と一緒にいたいとは思いません……あまりにも子どもっぽくて、繊細すぎて馬鹿みたい」

私はフランに、喉にある、首を絞められているように感じるその場所、あまりに簡単に傷ついてしまうその幼い場所の中に入るよう伝えました。「その部分は、たった今あなたから何を最も必要としていますか？　あなたにどのように一緒にいてほしがっていますか？」

「傷ついていることを知ってほしい、気にかけてほしい、そして……離れないでほしい」

「では、少し時間をかけて、あなたの存在の中で最も親切で賢明な部分の視点からその傷ついた部分をしっかりと見てあげましょう。……どのように対応したいですか？」

フランは少し背筋を伸ばして、深呼吸をしました。「その幼い部分に、気にかけてあげていることを保証してあげたいです。……実際に気にかけています……でも、離れることになるとわかっています。こうした気持ちとあまり長くは一緒にいられません」

「あなたが気にかけてあげていること、あなたにとってつらくてもここに一緒にいたいと思っていること、できる限りのことをするということを、幼い部分に伝えてみてはどうですか？」

フランはうなずきました。「傷ついている場所は、それで十分だと言いました」。そしてしばらくして、フランはこう付け加えました。「私の中で何かが楽になりました。……和らいで、それほど傷ついていません」

魂に空いた穴

「私には、生まれたときからよく自分で『魂に空いた穴』と呼ぶものがあります。……ありのままの自分ではだめだという現実から生じる痛みです。ありのままの私には価値がないというところから。注意を向け続けてもらえなかったところから。もっと好きになってもらわないといけないかもしれないところから。

私たち中毒者にとって、回復とは単に薬を飲んだり治療のための注射を打ったりすることではありません。……回復とは精神の問題でもあり、『魂に空いた穴』に対処することでもあるのです」

ウィリアム・コープ・モイヤーズ

それからの数か月間、フランと私はＲＡＩＮを何度も繰り返し行いました。〈調査〉のステップでフランは「見てほしい」、「気にかけてほしい」、「一緒にいてほしい」という、自分の中で満たされていない帰属のニーズによく馴染みました。不安を駆り立てている「魂の穴」と接触することで、フランは気遣うメッセージを自分に送りやすくなりました。それでも、セッションの外では、不安が強迫観念にまで発展すると、傷ついている場所の中で「今、ここ」に留まることができませんでした。古いパターンをつかの間妨げることができても、すぐにまた暴飲暴食に走ってしまいました。

ところがこうした状況は、フランがあるとき一人で行ったＲＡＩＮの瞑想がきっかけとなって変わり始めました。次に会ったとき、フランはＯＡのミーティングのあとみんなで出掛ける話に友人が自分を入れてくれなかったことに傷ついたと話しました。フランの大人の心はただ見落としただけだろうと理解していましたが、フランの内なる子どもは傷ついていました。そうしたときに、通常であれば、フランは家に帰って（フラン自身の表現によると）内なる子どもの口に食べ物を詰め込んだでしょう。しかし、このときは寝室に直行してベッドで丸くなりました。喉へと手が動いて、すぐにむせび泣いていました。「一人ぼっちで、幼くて、誰もいないような気がして……。それと同時に、私は自分を見てもいました。心がその少女に向かってただ開いて、私は何度も何度も『あなたと一緒にいたい、離れない、離れない』とささやきました。自分でささやいているようではありませんでした。私の魂が……光に満ちたプレゼンスが……少女を……私を……わかりませんが、抱きしめているようでした。でも、それは小さな私を超えた、スピリチュアルな体験でした。これが私の中の崇高な力なのだと思います……全ての感情が落ち着いたあとにも、自分が輝いているように感じました」

あなたの星が呼んでいる

〈ＲＡＩＮのあと〉でフランが経験したこの輝きは、彼女に力を与えてくれました。数日後、フランは自分を再び傷つけていたかもしれない過食を、自分で防ぐことができました。フランは、これからもときどき過食してしまうこと、癒やしへの道を歩むのは一生の取り組みであることを受け入れました。しかし今では、ＯＡのサポートを受けながら、自分の中の傷ついた部分のニーズに応えてあげられると信じています。〈育成〉し、〈ＲＡＩＮのあと〉に「今、ここ」に留まることで、フランが「魂」と呼ぶ気遣いに満ちたプレゼンスとの繋がりを深めることができました。「今、ここ」に留まることによって、深く宿っていた窮屈なアイデンティティの感覚も変わりました。フランはこう言いました。「依存的な行動があっても、依存する人ではありません……私はもっとはるかに大きな存在です」

欲しいという気持ちの催眠状態から目覚めることはスピリチュアルな道です。満たされないニーズに駆られて有害な代用品を追い求めているとき、あなたはあなたの星からどんどん引き離されています。欲しいという気持ちや中毒性のある渇望などから苦悩が生まれるときは、あなたの星が目覚めるようにと呼びかけてきているのです。ＲＡＩＮはその心の声に耳を傾けて対応できるように導いてくれます。Ｕターンをし、本当に切望しているものを発見し、満たされていないニーズを癒やせるようになります。ＲＡＩＮのラディカル・コンパッションを通して、時間とは無縁な慈しみの源泉が、「家」に戻ってくるようにとあなたを呼び続けてくれていたのを発見できるようになります。

瞑想：欲求を辿る

楽な姿勢で座って深呼吸をし、息を吐きながら緊張をほぐしましょう。

あなたの人生を全体的に調べて、欲しいという気持ちのエネルギーが何らかの形で支配し、苦しみを引き起こしているかもしれない領域を感じましょう。

日ごろからその欲求が引き出されやすい特定の状況、または欲しいという気持ちを最も刺激するような思考を思い浮かべましょう。その状況または思考をできるだけ明確に、身近にイメージして、欲しいという気持ちが自分の中で生きているのを感じられるようにします。

欲しいという気持ちがそこにあるままに〈認識〉して〈許可〉しましょう。もし決めつけ(「こんなことを感じるべきではない」)がある場合、これは自然で誰にもある経験だという優しいメッセージを送ることができるかどうかを試してみましょう。「欲しいという気持ちも私に帰属する」

欲しいという気持ちを体が表現するままにして、欲求を〈調査〉しましょう。前傾姿勢を取ったり、拳を握ったり、欲しいという気持ちが強いときの表情を感じたりするとよいでしょう。次に、体の内側に注意を向けましょう。欲しいという気持ちのエネルギーをどこに感じますか？　最も気づく感覚は何ですか？　楽しい感覚ですか、それとも不快ですか？　恐怖はありますか？　他の感情はありますか？

〈調査〉を続けます。欲しいという気持ちのある場所に、「たった今、何を一番待ち望んでいますか？」と尋ねましょう。注目してもらうことですか？　安全ですか？　受容ですか？　繋がり？　理解？　慈しみ？　心の声に耳を傾けましょう。どのような答えが返ってきても、

「望んでいるものを受け取ったら、何が得られるだろう、どのように感じるだろう？」と自分に問い掛けましょう。

あなたが望む経験と内面で接触するためには、多くの場合「望んでいるものを受け取ったら、何が得られるだろう、どのように感じるだろう？」という質問を繰り返すことが必要です。

質問を繰り返す度に、欲しいと思っているその経験が実際にどのようなものかを体で感じましょう。願ってやまない慈しみ（理解、繋がり、帰属）を手に入れたら、実際にどのように感じるでしょうか？

この経験の魅力に心を開き、自分が満たされていくままに許すことで、〈育成〉しましょう。細胞の隅々まで染み込ませて、あなたが望む経験の中で休みましょう。

〈RAINのあと〉「私が切に望んでいるものは、本当にすでに私の中にあるだろうか？」と自問してみるとよいでしょう。

瞑想：最も深い切望は？

心地よい姿勢で座ってリラックスしましょう。包容力のあるプレゼンスで、心の状態に気づきを向けましょう。開かれた感じはありますか？　それとも締め付ける感じがありますか？　平穏を感じますか？　不安ですか？　満足していますか？　不満がありますか？　心臓のあたりを感じながら、呼吸をそこに向けて、心臓の中を通すかのように穏やかに息を吸ったり吐いたりしましょう。

「心が本当に望んでいるものは何だろう？」と自問することから〈調査〉を始めましょう。また、「人生で最も重要なことは何だろう？」「死ぬ前に人生を振り返るとしたら、今日、またはこの瞬間を生きていたときに一番大切だったことは何だろう？」などと問い掛けることも有効です。こうした質問をしながら、あたかも体の心臓に直接問い掛けているように感じましょう。

問い掛けたあとは、心に浮かんだ言葉やイメージ、気持ちに耳を傾けたり気づいたりしましょう。焦らないように。いくらか時間がかかることもあります。心が人生についての習慣的な考えから解放され、最も生き生きとした真実と繋がるまでには時間がかかります。「心は何を求めているのだろう?」と質問をいくらか言い換えながら何度か繰り返し、受容的な沈黙の中でそれに耳を傾ける必要があるかもしれません。耳を傾けながら、体、特に心臓のあたりにある気持ちに触れましょう。

切望は、時と場合によって異なる形で表れるでしょう。心から慈しみたい、あるいは慈しまれていると感じたい、真実を知りたい、平穏でありたい、役に立ちたい、恐れや苦しみから解放されたい、といった強い思いを感じるかもしれません。「正しい」切望というのはありません。ときには、切望を後押しする直接的な意図に辿り着くこともあります。例えば、詩を書きたい、ヨガをしたい、人を助けたい、社会活動をしたいという願いに気づくかもしれません。こうしたものは、創造的で、思いやりがあり、活力に満ちた人生を送りたいという深い切望を実現する方向へと役立ちます。大切なのは、「今、この瞬間」の自分にとって最も真実といえるものと調和することです。

深い切望に到達すると、誠実さや無邪気さ、エネルギー、流れる感じの感触があるでしょう。そうしたものはサインです。人によっては、新鮮な決意や開放感、安心をもたらす内的な変化が得られたと表現します。また、大切なものと繋がっているという実感がなくても、それはそれでかまいません。ただ静かに座って浮かんできたものに心を開いたままでいてもかまいませんし、この探求の続きは別の機会に選んでもかまいません。

〈RAINのあと〉　純粋で深い切望のようなものに辿り着いたと感じたら、その広がりの中へ入っていくままにしましょう。この願いの本質が体全体とあなたの存在を通して表現されていることを、細胞という細胞で感じましょう。切望は目覚めた心が呼びかけてきているのだと感じましょう。

質問と回答

「欲求を辿る」瞑想を実践すると、誰かにとって特別な存在になりたいという願いにいつも行き着きます。そう望むのは、私のどこかに問題があるためでしょうか？　もしそうだとしたら、どうすればいいのでしょうか？

私たちは社会的な動物であり、一人ひとりの生存と繁栄は他者の養育に依存している部分があります。自分が特別な存在だと感じたい、特定の扱いを受けたい、特定の人をパートナーにしたいと思うのは、ごく自然です。しかし、この欲しいという気持ちが支配的になると、苦しみの原因になります。注意は外部にある何かに囚われ、誰かが特定の方法で関わってくれるかどうかで「わたし」という人間も幸福も全て決まると考えるようになります。「欲求を辿る」瞑想の目的は、内なる源泉とあなたを結びつけることであり、それができると、欲しいという気持ちによって動機づけられることはあっても、人生を支配されたり制限されたりはしなくなります。

「欲求を辿る」瞑想を実践していて、誰かにとって特別な存在になりたいという欲求に辿り着いたら〈調査〉を深めましょう。求めている（現実または想像の）相手に向けていた注意をUターンさせて、「誰かにとって特別な存在だと感じる」ときのあなたの内的経験を想像して探り始めましょう。あなたが誰かにとって特別な存在だったら、心はどう感じますか？　温かさを感じますか？　リラックスできますか？　輝きを感じますか？　活気を感じますか？　全てと繋がっていると感じますか？

見つけたポジティブな感覚がどのようなものでも――例えば「温かさと活気」であれば――それで内面が満たされるままにしましょう。その感覚にすっかり馴染みましょう。それが、あなたが本当に欲しいと感じているもので、自分が特別だと感じているときの感触です。そして、それはあなたの中にあります。幸福のこの内なる源泉をよく知り、信頼するようにしましょう。特別な人を見つけたいという気持ちはとても自然で、それはそれでよいのです。しかし、願っているものが自分の内面でも見つけられると知ることで、はるかに安らかで、優雅で、満足感のある人生になるでしょう。

欲望は「自然」なものだとわかっていても、食べ物やセックス、薬物でハイになることを強く求めている自分を深く恥じています。

　ほとんどの人は、自分をコントロールできるはずだと信じており、強い欲求があるということは自分をコントロールできていないことだと思っています。行動に移してしまうときにはとくにそう感じるものです。この恥ずかしさは劣等感を助長し、依存的行動の原因となります。

　自由になるための第一歩は、恥ずかしいという気持ちに注意を向けて癒やすことです。何かが奪われたままのとき、それを強く欲しがることは自然です。長い間、食事をしていないと、体は食べ物を強く欲しがります。同様に、愛や関心、安心を奪われると、そうした普遍的なニーズが満たされることを強く欲するようになります。そして、ニーズが満たされないと、食べ物やセックス、薬物などの代替物に強い欲求が移ってしまうのです。満たされないニーズがあり、そのニーズに駆られて代替物に手を出してしまうのは、あなたのせいではありません。数え切れないほどの人が同じ状況にあります。

恥ずかしさが湧いたら、最も賢く、慈しみに満ちた自分の部分（未来の自分や進化した自分）に助けを求めてみましょう。その部分の思いやりに満ちた視点から眺めて、小さな自分に「あなたのせいではないよ」と言ってあげましょう。あるいは、「あなたは大丈夫。この強い欲求はあなたのものだけど、あなたの全てではないよ」と言ってみましょう。そして、「他の人も同じように感じている」ことを忘れないようにしましょう。何度も何度も思いやりのあるプレゼンスを向けることで、羞恥心はしがみつく力を徐々に弱めていきます。その結果、新しいさまざまな方法で強い欲求に応えることができるようになるでしょう。

第3部

RAINと人間関係

第8章
許すためのRAIN

人が憎しみに固執する理由には、憎しみがなくなると痛みと向き合わなければならなくなると感じていることもあるだろう。

ジェイムズ・ボールドウィン

許すことで過去を変えられないが、未来を広げられる。
ポール・ボース

私が所属している瞑想コミュニティの一員で、ホスピスでボランティアをしている女性が、仲良くなった患者シャーロットの話をしてくれました。

シャーロットは不安や抑うつを感じることが多く、死が近づくにつれて喉にできた腫瘍のためにどんどん話せなくなっていました。ある朝、私が行くと、シャーロットは悪夢を見て取り乱していました。夢の中で、スタッフから余命三日と宣告されたのです。シャーロットは弱々しくしわがれた声で、自分は心の準備ができておらず、まだ死にたくないと訴えました。死ぬ前に夫に伝えたい重要なことがあったのです。驚いたことに、三日後、シャーロットは荷造りをして家に帰ろうとしていました。スタッフによるとシャーロットの腫瘍が劇的に縮小したとのことでした。

私が次に訪れたとき、シャーロットはホスピスに戻っていて、深く安らいでいるように見えました。シャーロットの話を、私が覚えている限り彼女の言葉に近い形で紹介しましょう。「一緒に暮らしている間、私はずっと夫に対して怒っていました。夫はいつも私よりも仕事やテニスを優先して、子どもには甘すぎて、物事を理性で片づける一方で感情を表現できず、家の中のものを直すことができませんでした。他にも、数え上げれば切りがありません。結婚して二十数年したときに、夫は他の女性と度を超えて親しくなりました。夫はそのことを正直に打ち明け、女性と肉体関係は持ちませんでしたが、私はそれを許すことができませんでした。夫に拒絶されている、と元から感じていたのかもしれません。結婚当初から、私を特別な存在だと感じさせてくれない夫を許せませんでした。私の目には、私を失望させる、私の味方にはなってくれない男しか見えませんでした。夫の普段の気遣いを忘れていました。あの夢を見て初めて、愛していること……私の決めつけが二人を引き離してしまったことほど人生で後悔している事柄はないことを、夫に伝える必要があると気づいたのです。だから、私は夫に伝え、夫は耳を傾けてくれました。夫も自分が後悔していることを少し語ってくれて、お互いに抱き締め合ったときには二人で涙を流していました。あのように心が触れ合ったのは、何年ぶりかしら。今は、もう準備ができています」

恨みや怒り、非難から心が解放されるために、死を待つ必要はありません。しかし、こうした攻撃的な習慣はあまりに深く根付いているため、手放すには目的意識を持って積極的に取り組む必要があります。そうしなければ、下手をすると何十年も催眠状態で過ごし、自分自身を含め、誰とも本当の意味での親密な関係を築くことができなくなってしまいかねません。

内省：人生の終わりに

私はよく学生たちに人生の終わりに立って人生全体を振り返る場面を想像してもらうことがあります。この視点は、最も重要なことを思い出させてくれます。そこから、お互いを相手から引き離している習慣を〈認識〉できるようになります。

少し時間を取って、未来へ旅し、自分が死の間際にいる場面を想像しましょう。過去の年月を振り返りながら、大切な人間関係について考えましょう。その関係に寛容さや受容性、配慮はありましたか？　それとも決めつけや怒りや非難によって距離が生まれていましたか？　あなたが今その人と一緒にいるとしたら、「死の間際」の視点はどのように導いてくれるでしょう？

人生を振り返るなかで恨みが心を蝕んできた様子を目の当たりにすると、私たちは大小のさまざまな方法で許す道を歩むようになります。シャーロットのように、私たちは心の底から愛し、自由でありたいと願っています。私たちの中にある知恵は、互いに慈しみ合い、人生を慈しむために非難を手放す必要があることを知っているのです。

「健全な怒り」と「非難の催眠状態」

無視される、気にかけてもらえない、拒否される、見下されるなど、誰にでも他人に傷つけられた経験があります。また私たち自身や私たちが愛する人たちの多くが、性的指向、性同一性、人種、宗教などの理由で虐待されたり、見下されたり、あるいは組織的に抑圧されたりしてきました。怒りには、知性があります。怒りは生存に不可欠な感情です。怒りから体が動き出し、悪事の筋書が心に溢れてくるときは、注意を払う必要があります。怒りは、私たちの幸福を妨げるものに対してエネルギーを結集するよう警告し、より上手に線引きできるようにし、物理的な脅威から身を守り、私たちが沈黙している際には私たちのニーズや意見をしっかりと伝えてくれます。

そして、社会的なレベルでは、抑圧に対する怒りのおかげで、正当に扱われることを強く主張できるようにもなります。ただし、仏教の指導者であり作家でもあるルース・キングが書くように、「怒りは変化をもたらすものではなく、始まりに過ぎない」。怒りは賢く使わなければならないエネルギーなのです。

しかし、心の中の非難の物語が延々と続くとどうでしょう？　普段から被害者意識を持っていたり、怒りを感じていたりして、その非難の矛先が自分自身を含めた多くの人に向けられていたらどうでしょう？

慢性的な非難や恨みは、ほとんどの場合、何もかもを痛々しく制限する催眠状態を示しています。怒りのボタンが「オン」になったまま壊れてしまうと、怒りは心の鎧として定着します。治らないかさぶたのように、光と温もりのある気づきが傷を癒やすのを妨げます。その結果、私たちは知恵で状況に対応するのではなく、恐怖から反応するようになります。そして、自分を他者から区別するようになり、理解や共感、親密さが損なわれます。

催眠状態では、私の友人の一人が「非難しようと待ち構えている」と呼ぶ状態になります。声のトーン、軽率なコメント、待たされたこと、注目されなかったことなどのささいな事柄が引き金となって、あたかも熱探知ミサイルのように、怒りが簡単に喚起されてしまいます。現実の出来事に見合わないほど大きく反応して、他人から決めつけられている、利用されている、軽蔑されている、拒絶されていると習慣的に思い込んでしまいます。また、家事を怠る十代の子どもや、仕事に夢中になるパートナーに対して、恨みがくすぶっている場合もあります。このような慢性的な恨みは陰湿で、目に見えない距離を作り、他者を慈しんだり、一緒に楽しんだりすることを妨げます。

内省：非難しようと待ち構えている

催眠状態にあるとき、だいたいは無意識のうちに心の傷に関連する状況や人が引き金となって、私たちは簡単に非難し始めます。催眠状態からの目覚めは、その状態にあることを自分で認識することから始まります。思考や気持ちが「線よりも下」、つまり意識される気づきの外で作用している状態を認識するのです。

自分に向けられた特定の行動に対してときどき腹を立てたり傷ついたりするのは自然ですが、非難の催眠状態は、より強く、より痛く、より継続する反応を生み出します。次のように自分に問い掛けてみましょう。「何かをきっかけにしてどれほどの頻度で非難してしまっているだろう？」「誰かを非難しているとき、それはその人についての私の経験全体を支配しているのだろうか？」

こうした質問を念頭に置きながら、以下の状況でのあなたの反応について考えてみましょう。

- 誰かに批判される
- あなたが話しているときに誰かが耳を傾けてくれず、興味がなさそうにする
- 忙しくて会えないと言われる
- メールやテキストメッセージに返信してもらえない
- 失望させられる
- 誰かが十分に助けてくれない、または「役割」を果たさない
- 感謝を示してもらえない
- 多くを要求される
- 誰かと意見が合わない
- あなたが望むもの（富、仕事、家、子ども、パートナー）を誰かが持っている
- 誰かがいつも遅刻する

怒りと非難の催眠状態に陥ると、生存脳が私たちの経験のあらゆる側面に影響を与えるようになります。体は緊張し、心が麻痺したり狭まったりし、思考は興奮して硬直します。催眠状態が深くなればなるほど、理性やマインドフルネス、共感を司る前頭前野への連絡が少なくなります。

このように全体としての脳から切り離されると、私たちが他者をどう認識するかに大きな影響を与えます。他者は、自分と同じように主観的な気持ちを持った本物の存在ではなく、私が「非現実の他者」と呼ぶ存在になってしまいます。私たちの注意はその人の欠点や自分との違い、その人がどのように私たちを脅かしたり妨げたりしているかに集中します。同時に、自己感覚は狭まり、被害者として同一化され、正義の怒りとも同一化した「非現実の自己」となります。このようにして注意の範囲が狭くなると、他者との繋がりや自分自身の安らぎを感じることができず、「線よりも下」で生きることになります。

非現実の他者

ワシントンDCのコミュニティで瞑想を学ぶステファンは、何十年もの間、お互いを「非現実の他者」として認識する父親との関係の中に閉じ込められていました。ステファンは非難の鎧で心を閉ざしていることに自分で気づいている一方で、自分の中の恨みの強さが妨げになっているとも感じていました。

多くの点で母親に似ていたステファンは、芸術的で繊細な子どもで、幼い頃から自分が父親を失望させていることを知っていました。大工仕事やスポーツ、アウトドアをこよなく愛する父親は、あらゆる機会をとらえては、ステファンの運動能力のなさやロッククライミングへの恐怖、工具類にまったく興味がないことなどを嘲笑しました。最初は父を喜ばせようと努力していたステファンでしたが、思春期に入ると父を拒絶するようになり、数か月間口をきかないこともありました。

ステファンが家を出たあとも、敵意は続きました。休日に家族が集まると父親は、オイル交換もできず、ペイトリオッツの試合も観戦せず、ステーキも好きではない息子を馬鹿にしたような言葉を浴びせました。それは、子どもの頃からステファンを悩ませてきた劣等感や自己嫌悪を今でも呼び起こすもので、心の傷を深めるものでした。ステファンと彼の妻に子どもができ、ステファンの母親が亡くなったあとは父親の批判はやや控えめになりましたが、二人の間には緊張した距離感が残っていました。

ステファンは、私たちが開催している一週間の瞑想のリトリートに参加しました。その数か月前に、父親が心臓発作を起こしました。それまで一人で暮らしていた父親は、介助付き生活施設への入居を余儀なくされました。車の運転ができなくなり、自立と家を失ったことでショックを受けていました。ステファンは入所の手続きをする姉を手伝いましたが、父親に対して同情を示しませんでした。姉はステファンをとがめました。「あなたが幼い頃の父さんは本当に嫌な奴だったけれど、それは昔のことよ。今は大変な思いをしているわ。いつ父さんを許すつもりなの？　……死んだあと？」

激怒して、ステファンはこう答えました。「僕がどれだけ苦しんだか、父さんには絶対にわからない。……父さんは僕に許してもらう資格なんかない」

ステファンと父親の関係は痛ましい袋小路に入り込んでいました。二人はそれぞれに、「出来の悪い息子」と「敵意と憎悪に満ちた父親」という役割に囚われていました。過去や悩み、傷や不安を抱えた複雑で主観的な存在ではなく、互いの心で上映されている映画に登場する奥行きのない「非現実の他者」に固定化していました。それぞれが、「非現実の自己」という狭い枠の中で関係を築いていていました。

内省：「非現実の他者」と「非現実の自己」

友人、パートナー、または家族の誰かと最近対立したときのことを思い浮かべましょう。映画のように眺めて、対立の引き金になった事柄も含め、その出来事の映像を緊張感が高まっている場面で静止しましょう。

その瞬間に、何に注目していますか？　怒りや復讐心、嫌悪や軽蔑を表わす表情でしょうか？　そうした感情を伝える言葉や声のトーンでしょうか？

その人を悪い「非現実の他者」として見ていませんか？

その人が直面している困難を考えるとどうなりますか？　もしかしたら、その人は傷ついていたり、自分のことでストレスや不安、力不足、動揺を感じたりしてはいないでしょうか？

気遣ってくれる、助けてくれる、創造的、魅力的など、あなたがその人について評価していることを思い出すとどうなりますか？

次に、自分自身に目を向けてみましょう。

一歩離れた視点から、非難に囚われているときの自分の姿を想像してみましょう。声はどうですか？　体にはどのような感じがありますか？　心はどうですか？　怒っている、または傷ついている犠牲者の役に入り込んでいませんか？　自分が正しいと決めつけていませんか？　脅迫的な加害者になっていませんか？

そのような自分が好きですか？　それは本当の「あなた」ですか？

自分の痛みや傷つきやすさについて、忘れていることはありませんか？

自分の善良さ、自分の心にとって本当に大切なものを忘れていませんか？

無意識のうちに人々を悪い「非現実の他者」として認識しているとき、私たちは簡単にその人を傷つけてしまいます。もはや、その人を自分と同じ主観的で感じやすい存在として見ていません。第10章で紹介するように、他者や自己をそのように認識する「非現実の他者化」は、人種や階級、宗教や政治的見解、性的指向やアイデンティティなどの特徴に基づいて「劣っている」、「危険である」、「敵対的である」とみなす人々の集団全体を抑圧する大きな理由でもあります。また、それほど認識されていませんが、私たちの「非現実の他者化」と、人間以外の種に対する暴力にも関係性があります。

朗報は、私たちの進化する脳にはマインドフルネスとコンパッションの能力があることです。私たちは催眠状態から抜け出し、自分と他者をより明確に見ることができ、許す心を育むことができるのです。

「許すこと」の定義

許すという言葉についていくつか定義を見てみましょう。許すとは、自分の心を包んでいる非難や憎しみの保護的な鎧を手放すことです。

私が好きな別の定義は、誰も（自分も含めて）心の外に決して追い出さないというものです。

また、傷ついた苦しみにしっかりと「今、ここ」で向き合ったときに湧いてくる思いやり、というものもあります。

しかし、多くの人にとって「許す」という言葉は心に響かなかったり、混乱を招いたりすることがあります。あなたもそうでしたら、本書を読み進めるときに、「許す」の代わりに「思いやり」や「心を開いて受け入れる」という言葉を使ってもかまいません。

許すことは時間をかけて展開されるプロセスです。私自身や周囲の人たちの経験から、他者に親切にしてもらったあとに許すことができるようになる場合が多いことに気がつきました。考えてみれば納得できます。思いやりを受けると、私たちはその温かさや繋がりによって恐怖が減り、拒絶されることに対してそれほど敏感ではなくなり、傷が癒え、非難の鎧のすぐ下にある喪失感を受け入れやすくなります。心は柔らかくなり、視野が広がります。他者がどのように苦しんでいるかがよりはっきりと理解できるようになります。

しかし、誰かが私たちの心を開いてくれるのを待っている必要はありません。ＲＡＩＮの実践を通じても、「許すこと」のプロセスを展開できます。自分の鎧の下を〈調査〉して見つけたものに思いやりを向けます。そうすることでも、私たちの心は柔らかくなり、他者にも思いやりを広げられるようになります。

多くの人にとって、他者を非難する状態から、自分の内なるプレゼンスの状態へと変わるのは簡単ではありません。ありのままの感情に心を開き、自分の傷や恐怖、喪失を受け入れるには、勇気が必要です。作家のアン・ラモットは、出典不明の文章を引用して、次のように書いています。「許すことは、違う過去だったらよかったのにという願いを完全に手放すことだ」。絶妙なリスクを取って、これまで強固に保持してきた鎧を脱ぎ捨て、あるがままの現実に対して優しく丁寧に「肯定する」と言うのです。

内省：非難することになぜ強くこだわるのだろう？

あなたがよく怒りや非難の感情を抱く人を思い浮かべましょう。続いて、自分自身に次のように問い掛けてみましょう。「その人のことを悪い人、間違った人などと決めつけることを手放したら、どんなつらい気持ちを感じなければならないだろう？」

ワークショップでこの内省を紹介するとき、感じたことを表す言葉やフレーズをよく参加者に声に出して言ってもらいます。すると、次々と手が挙がり、非難という鎧の下に潜む恐怖や傷つきやすさを共有してくれます。以下の項目に心当たりはありませんか？

●無力感、コントロールできない感じ
●いつまでも傷つけられるという恐怖
●その人たちが間違っていないなら自分が間違っていることになる
●傷つく
●責任を取らなければならなくなる
●つらい喪失を受け入れる
●深い悲しみ
●人生は公平ではないことを受け入れなければならなくなる
●愛されない
●安全でない

許すことが難しいのは、私たちは自分の中の傷つきやすさを避けるためには何でもしようとするからです。また、許すことで有害な行為を見逃すようになるという恐怖もあります。例えば「あなたは私を傷つけましたが、大丈夫です。私はあなたを許しているので、あなたは何の責任も取らなくていい」という風に。とはいえ、「許すこと」は私たち自身の心を解放して癒やすために非常に重要なため、許すことに関連して私の生徒たちが混乱しやすい点をいくつか挙げてみたいと思います。

許すことに関する誤解

許すことは、怒りや恐怖、傷や悲しみを否定したり抑えたりすることではありません

傷ついたと感じたとき、私たちの心や体や精神は自然に防衛的に縮こまりますが、その縮こまりには知性が伴っています。怒りや非難は、「私は脅かされている。私の幸せを邪魔するものがある」というメッセージを伝えています。そのため、許しに向かう前に、差し迫った危険から自分を守る必要があります。また、傷ついたときにどのような感情があっても、受容的で思いやりに満ちたプレゼンスでしっかりと触れることが必要です。憎しみや怒りのような感情を無視したり、押しのけたりして回避すると、私が「早すぎる許し」と呼ぶものに繋がります。許したつもりになっていても、実際は、注意を払わなければならないまさにその感情を切り離している場合があるのです。

虐待やその他のトラウマを経験している場合は、怒りが伝えるメッセージを尊重し必要なだけの時間をかけて癒やしのための安心できる心の広がりを見つけることが特に重要です。加害者を許すことは可能だしそうする「べきだ」という考えは、恥や失敗の感覚を呼び起こすことがあり、そうすると自然な癒やしのプロセスから遠ざかってしまいます。他者への思いやりに接しようとするよりも、自分に強さと力を感じさせてくれるものに全神経を集中させる必要があります。つまり、怒りをしっかりと感じ、身を守る必要性を尊重し、自分自身にセルフ・コンパッションを向けて気遣います。トラウマを与えた人のことを考えてもトラウマが再発しなくなったら、その人を「現実の他者」として心に取り込むことができるようになります。

許すということは、有害な行為を容認することではありません。また、受け身や何もしないことを意味するものでもありません

許すということは、決して「あなたがしたことは問題ありません」と言っているわけでも、その行為が続くことを許可すると言っているわけでもありません。友人に信頼を裏切られた場合、許すと同時に新たな境界を設定して、プライベートなことは共有しないようにできます。精神的虐待の加害者である元パートナーを許しつつ、二度と二人きりにならないようにすることもできます。また、セラピストや教師の非倫理的で有害な行為を許しつつ、適切な機関やリスクが及ぶ可能性のある他の人たちに知らせることもできます。

怒りのエネルギーは、刺激してくれるかもしれませんが、長い目で見ると、それを拠り所に行動し続けることはできません。社会活動に深く献身し続けるには、許すことが必要となります。地球の生態系を破壊する政治家たちを許しつつ、自分自身の価値観を反映した運動やリーダーの支援に全力を注ぐことができます。また、社会から疎外された人々への抑圧を続ける人々への憎しみや非難を手放しつつ、偏見を減らし、傷ついている人々のための正義と補償を求めることに専念できます。

一人で許す必要はありません

特にトラウマによる傷を負っている場合、支援が必要になることが多くあります。トラウマセラピーを受けたり、ヒーラーやスピリチュアル・カウンセラーに相談したり、信頼できる友人に相談したりできます。教会での爆破事件、銃乱射事件、戦争などで友人や家族を失った人たちのように、集団全体がトラウマを抱えている場合は、初めは恐怖や悲しみを共有したり、儀式や祈りを行ったり、気心の知れた仲間たちの輪のようなより大きなものに帰属することで強力な癒やしを得たりすると役立つでしょう。

許すことは、短いプロセスではなく、だいたいは何度も繰り返す取り組みになります

許す心を育むことは——大きな違反行為を許すにしても、小さな不満を許すにしても——生涯にわたるプロセスです。身体の治癒と同じように、心が許せるようになるには、独自の有機的なタイミングがあり、早めることはできません。特に傷が深い場合、癒やしは段階を経て進みます。幾重にもなった怒りや恐怖、恥、悲しみが展開していく様子に気遣いに満ちた注意を向ける必要があります。

多くの人にとって、非難や恨みは親密で重要な人間関係において最も強くなるものです。つまり、そうした関係のなかで常に負の感情が喚起されやすくなります。パートナーが少しでも決めつけるような態度を取る度に、怯えて、怒りを感じ、鎧をまとった自分の中に縮まってしまうかもしれません。そうした関係のなかで許せるようになるためには、鎧の下の傷と繋がり、自分自身を育み、怒りを手放すという作業を何度も繰り返すことになるかもし

れません。それでも繰り返す度に、それが傷を癒やすことに役立つのがわかるでしょう。それぞれの過程ごとに、「これがわたし」という感じがどんどん大きくなり、心から他者を押し出さないでも生きられるようになってくることに気づくでしょう。

許すことの三つのステージ

これまで許しについて教えるとき、そのプロセスを三つの段階に分けて説明すると役に立ってきました。ＲＡＩＮと同じで、三つの段階の当てはめ方は時と場合によって変わりますが、有用な地図になります。

許しの三つのステージ

許そうと意図する
ＲＡＩＮでＵターンする

「現実の他者」を心で包み込む

私が自分で実践するときは、非難の催眠状態に陥っていると認識したら、非難から目覚めるための三つの段階を導くのに役立つ三つの質問をします。

● この人間関係における私の最も深い意図は何だろう？　――この質問により、切望していたのは、目覚めた寛容な心、つまり許しの心だったことを思い出せるようになります。

● 自分の中で何を感じたくないと思っているのだろう（何から逃げているのだろう）？　――この質問によってUターンできるようになり、注意を向ける先を、その人から私自身の非難の鎧の下にある自分の傷つきやすさへと移せるようになります。

● その人は、本当はどんな姿をしているのだろう？　どのように苦しんでいるのだろう？　その人にとって一番大切なものは何だろう？　――この質問により、その人の人間性や苦しみ、そして善良さを思い出しやすくなります。

許しのステージ1：許そうと意図する

スピリチュアルな道を歩むためには許すようでなければならない、と感じている学生を何人も知っています。彼らは怒りや非難が自分の精神的な成長を妨げる恥ずかしい感情だと考えています。しかし、許すということは、自我が自分で決めてできることではありません。実際、自己批判や羞恥心は許すことをより困難にします。

意志の力で許すことはできませんが、許したいと思うことはできます。これは本質的な点として理解しておく必要があります。あなたには、あなたの自我を超えた知恵があり、その知恵は、心が自由になるためには、責めるのではなく包み込む必要があることを知っています。その知恵の視点から眺めると、怒りや非難を抱えているかぎり本当の意味での幸せや慈しみを感じることはできないことが理解できます。禅の講師であるシャーロット・ジョコ・ベックが書いているように、「許せないことは、人生で喜びを感じられないことと直接的に結びついている」のです。

この内なる知恵の視点からは、許そうと思う深い意図が生まれてきます。深い意図は、心がリラックスして寛容になりますように、怖れない寛容な心の自由さを経験できますように、という優しい希望や祈りとして感じられるかもしれません。この許そうとする意図には本物の力があります。意図や祈りが誠実で深いとき、癒やしと変容が可能になります。許そうとする意図を持つだけで、許すことのプロセス全体が展開するための扉が開くのです。

内省：許そうと意図する

読み進めてくる中で、非難や恨みの感情で押しのけている人が誰か思い浮かんだでしょうか？　思い浮かんだのでしたら、非難の催眠状態によってあなた自身が小さく、硬直している様子が感じられましたか？　自分やその人の中にある黄金を忘れている様子が感じられましたか？　未来の自己（あなたの中で最も賢く、最も慈しみに満ちた場所）に呼び掛けて、その人を包み込むことができるような心の広がりがあったらどのように感じられるかを、少しだけ想像してみましょう。それによって可能になる自由を感じることができますか？

次に、その人のことを思い浮かべて、心の中で次のようにささやいてみましょう。「［その人の名前を呼びながら］私の意図はあなたを許すことです」。たとえ自分の中に準備ができていない部分があったとしても、その人を許そうとする意図の誠実さを感じることができますか？　ＲＡＩＮのマインドフルネスとコンパッションによって、心がどんどん寛容で自由になることを信じましょう。

許しのステージ２：ＲＡＩＮでＵターンする

私たちは許そうとする意図に動機づけられて、ＲＡＩＮの深い取り組みをするようになります。意図が定まると、催眠状態になったときにその状態を自分で容易に〈認識〉できるようになります。そして、立ち止まって、経験が意識の中に入ってくるのを〈許可〉することを選べるようになります。

Ｕターンすることで、許しの道をどんどん歩み始めるようになります。外に向けられた非難の思考から注意の向きを変えて、内面の傷つきやすさを直接〈調査〉することができるようになります。この段階で私たちは非難の鎧の下にある傷や恐怖と本当に向き合うことになります。そして、次に癒やしが始まります。ＲＡＩＮの最後のステップである〈育成〉で、自分の中で最も注意を必要としている部分に優しいプレゼンスで接します。そうすることで、防衛の鎧が解かれ、心が慰められ、楽になり、開かれていきます。

ステファンの話に戻って、ＲＡＩＮとＵターンがどのように役立ったかを見てみましょう。

春のリトリートに申し込んできたとき、ステファンは父親に対する怒りから少しでも解放されたいと望んでいました。姉にとがめられたことでステファンの中の怒りは一層強くなっていました。瞑想をしていると、ステファンは自分で苦しみを作り出している様子がわかってきました。「ここに座って、映画を観るようにして父との記憶を思い出していると、気が狂ってしまいそうになります。そこで自分に『これを感じているのは僕だ……父さんは自分の人生を生きているだけなんだ』と言い聞かせます」。ステファンの許そうという意図は次第に意識的で強くなっていきました。

それでも、リトリートに参加してから初めの数日間、ステファンの心は、彼自身が言うには「怒りの火に油を注いでいる」ようでした。三日目に会ったとき、ステファンは「父のことを考える度に怒りが湧いてきます。人を見下すような例の目つきが見えて、今でも父に支配されているような気がして惨めな気分になります」と言いました。そして長い沈黙のあと、こう続けました。「しかし、父は単身者用の一人部屋の中をもぞもぞ動き回っている年寄りなんです。姉の言う通りです。私は父を許したいんです。それなのに、まだあまりにも気持ちに火がつきやすい」

「あなたが感じていることは自然なことですよ」と私は言いました。「特に深い傷がある場合、普通は、ただそうと決めて怒りを捨てて心を開くことはできません。心から許したいと思うのでしたら、自分が実際に感じていることに十分に注意を向けることが出発点になります……ＲＡＩＮを使うとできます」

ステファンにとって父親を責める思考を〈認識〉して〈許可〉することは簡単でした。そこで私は、ステファンにＵターンをして〈調査〉するように勧めました。

「お父さんを非難する心の物語から抜け出してみると、体のどこに怒りを感じますか？」と尋ねました。

しばらくすると、ステファンは「ここです」と答え、両手を胸の中央に重ねました。

私は「怒りの感覚がどのようなものかを感じながら、それをそのままにしておきましょう。そこに注意を向け続けることで楽になるなら、両手をそのままにしておいてもいいですよ」と言いました。

ステファンはうなずき、顔をしかめて、歯を食いしばりました。そして、しばらくすると、ため息をつき、手を下ろして、椅子にもたれかかりました。私はどのようなことに気づいたのかを聞きました。

「怒りが激しくなって、それから、なんだか崩れてしまいました。虚脱感、敗北感を感じます……」。ステファンはしばらく黙っていましたが、やがて小さな声で続けました。「私は、父にとって期待外れな子どもでした。父に尊敬されるほどの男らしさはなかったんです」

ステファンに、男として尊敬されるほどの男らしさはないと信じているときに体の中で何が起きているかを感じて〈調査〉を続けるように勧めました。

「傷ついています。私の中に幼い部分があって……胸の中に……その子が恥ずかしさを感じて、寂しくて、泣いています……でも声には出していません」

「その子が話せるとしたら、何と言うと思いますか？」

「お父さんには、僕のほうをぜったいに見てもらえない。僕を好きになってもらえないし、息子でいてほしいと思ってもらえない」。そう言うと、ステファンは顔を両手で包むようにして泣き出しました。それは、ステファンの怒りや非難が覆い隠していた痛みであり、喪失感を伴う深い悲しみでした。

少し待って、ステファンが静かになったところで優しく尋ねました。「その部分は、たった今、あなたから何を一番必要としていますか？」

「私がここにいて、気にかけていると知ることです」。私はステファンにそのメッセージを心の中で、何度も、思いを込めて送って自分の幼い部分を〈育成〉するように伝えました。

ステファンは再び両手を組んで胸に当て、静かになりました。数分して、目を開けてこう言いました。「ありがとうございます。体が少し軽くなって、心に余裕が生まれて楽になりました」

ステファンには、必要なだけの時間をかけてUターンをするよう勧めました。その後のリトリートで、瞑想する生徒たちに混じってステファンが両手を胸の上で交差させているのをよく見掛けました。最後のグループミーティングのときに、ステファンは立ち上がり、瞑想での「収穫」を語ってくれました。「誰かを責めることで自分を被害者にすることもできるし、自分で自分を癒やして力を与えることもできます」。しばし片手を胸に当ててから、「どちらを選ぶかが大事だと思います」と付け加えました。

アイデンティティが被害者意識から抜け出すことは〈ＲＡＩＮのあと〉で授かる経験です。私は何年も前に観た映画の台詞をよく思い出します。「復讐は悲しみの怠惰な形態である」。この言葉を他の人に伝えると、理解してくれます。自分の傷つきやすさや恐怖、失ったものの現実を直視することよりも、他人を責めるほうが簡単です。それでも、ＲＡＩＮでＵターンをして、内面に癒やしの注意を向けて初めて、自分の力や知恵、思いやりを最大限に発揮することができるのです。Ｕターンは被害者意識を取り払い、「非現実の他者」の仮面に惑わされずにその奥を見る力を与えてくれます。そこから、思いやりをどこまでも大きく広げていくことができるようになります。

許しのステージ３：「現実の他者」を心に包み込む

森の中を歩いていて木のそばに座っている犬を見つけたと想像しましょう。撫でようと思って近づくと、犬は突然、牙をむき出しにして飛び掛かってきます。あなたは怒りと恐怖で飛び退きます。ふとそのとき、犬の片方の前足が罠に掛かっていることに気づきます。あなたの気分は一変し、心配でたまらなくなってきます。危険ですので、やはりあまり近づかないかもしれません。それでも、心はこの犬を助けたいとしきりに思っています。

非難から気遣いへの変化は、犬の攻撃性が傷つきやすさと痛みから来ていることを認識した瞬間に起こります。これは誰にでも当てはまることです。誰かが他者を傷つけるような行動を取るとき、それはその人が何らかの痛みを伴う罠に掛かっているからです。

自分を傷つけた人を思い浮かべてみましょう。その人が傷や恐怖に囚われている様子がわかるでしょうか？　幼少期のトラウマをテーマにした番組で、司会のオプラ・ウィンフリーが、幼い頃に負った傷が暴力的な行動の誘因になることについて話していました。他人を責めるのではなく、「何があったの？」と尋ねることが重要だとオプラは言いました。過去のどのような痛みがこの行動を引き起こしているのだろう？　このことを、ラッパーのジェイ・Zは、ニューヨーク・タイムズ紙のインタビューで次のように表現しています。「『ああ、きみは子どもの頃にいじめられた。だから俺をいじめようとしているんだね。わかるよ』。それさえわかったら、怒りで反応するんじゃなくて、もっとやわらかく受け止められる。『それで、どう？　大丈夫なの？』』って感じかな」

敵の秘密の過去を知ることができたら、全ての敵意を武装解除するのに十分な悲しみと苦しみを、一人ひとりの人生の中に見出すはずだ。

ヘンリー・ワズワース・ロングフェロー

いじめっ子に傷つけられた直後には、その人の傷つきやすさを理解することはできません。しかし、自分自身の面倒をみたあとでなら、その人の隠れた苦しみが見えるようになります。リトリートのあとに会ったとき、ステファンは父親について以前とは違う表現をしました。「父を夕食に招待しました。椅子によりかかるようにして座っていた父は、あきらかに疲れが見えていました。そのとき、私の息子が『おじいちゃん、卓球しよう』と言ったんです。

父はすぐに背筋を伸ばし、それまで見ていたテレビ番組の話をして、続きを見に戻らなければならないと言いました。父は自分の弱さを見せるのが大嫌いでした」

父親のプライドと無力さに心を動かされ、父の「罠に掛かった足」を見ることを通してステファンの心は和らぎ、寛容になりました。ステファンの姿勢が緩み始めると、父親もそれに応えました。二人は一緒に動画サイトのシリーズを見たり、どちらがよりおいしいポップコーンを作れるかで勝負したり、平日は好きなチーム（ペイトリオッツ対スティーラーズ）についてメールし合ったりするようになりました。

その半年後、父親は、以前よりもさらに深刻な心臓発作を起こしました。ある晩、病院でステファンがニュースを声に出して読んでいると、父親が手を上げて、止める合図をしました。次に、ステファンは思いもよらない言葉を耳にしました。「お前にとって俺はふさわしい父親ではなかったことはわかっている。しかし、俺がいつもお前をどれだけ愛していたか、お前はわかっていないと思う」。父親の目は涙で濡れていて、二人はしばらくの間、互いの目を見つめていました。このときのことは、数か月後に父親が亡くなったあとも、ステファンにとって忘れられない瞬間となりました。

この話を私にしてくれたとき、ステファンは次のように言いました。「父があんな風に言うことができたのは、私に許してもらったと感じたからだと思います。安心したからです」

この物語は、誰かを許せばその人が応えてくれると約束するものではありません。しかし、実際に私たちの寛容な心のエネルギーは、目に見えるものも見えないものも含めて、深遠な形で周囲に影響を与えます。そして、それは私たち自身をも解放します。

許すことの贈り物

許すことも、許してもらうことも、ラディカル・コンパッションの純粋な表現です。どちらによっても、私たちは大きくなります。許すことで心を開くとき、私たちは自分自身の寛容さと再び繋がります。許してもらったと感じるとき、私たちはそこに帰属していると感じられて、自分の基本的な善良さを信頼できるようになります。息を吸って吐くことと同じように、許すことと許してもらうことは相互に関連しています。どちらも、黄金を思い出させてくれて、それに沿った生き方ができるようにしてくれます。

作家のスコット・マクラナハンは、両親と醜い争いをしたあとに家を出た男性の話をしています。男性は何年も家に帰らず、途中の数年は刑務所で過ごしました。釈放されて数か月したときに、男性は両親に手紙を書き、家に帰ることと、その日付を伝えました。そして、もしも両親が自分に会いたいと思ってくれていて、息子がしたことや息子の成れの果てを恥ずかしいと思っていないのなら、家の物干し竿に毛布を掛けておいてほしいと伝えました。約束の日に電車を降りると、男性は不安になり、両親が自分に会いたいと思ってくれていないのではないかという疑いに苛まれ始めました。疑念は家に近づくにつれ、かつて交わされたひどい会話を思い出すにつれ、ますます強くなっていきました。もう少しで引き返そうとしたときです。木に毛布が掛かっているのが見えました。さらに別の毛布が見えました。そして、家が見えてくると、物干し竿が毛布で覆われ、庭が毛布で覆われ、屋根が毛布で覆われていました。両親はそこに立って、家に入るようにと招いていました。

私たちは、お互いの心の中に包み込んでもらいたいと願っています。そして、手放しに他者を慈しみたいと望んでいます。拒絶されてきた人たちに自分は歓迎されていると感じてもらえるように許しの毛布を物干しに掛けることほど美しいことがあるでしょうか？

実践：許すためのRAIN

他者を許すことは、本質的に二つの段階から成ります。一つ目は、非難の下に隠れている傷ついた心を癒やす内面的なプロセスで、二つ目は、相手の人に思いやりのある注意を向けることです。以下のパートⅠの部分は「独立した」瞑想と考え、セルフ・コンパッションが十分に確立されたと感じられるまで（数日、数か月、数年）実践しましょう。準備ができたと感じたら、パートⅠとパートⅡの両方を続けて実践しましょう。

楽な姿勢で座り、目を閉じて心を落ち着かせます。深呼吸を数回して、息を吐く度に、どこかに緊張があればほぐしていきます。自分自身を含む全ての生き物を包む寛容な心を育む意図を振り返ることから始めます。

パートⅠ：非難の下にある傷のためのRAIN

人生を振り返って、誰かに対して許せない気持ちになって怒りや非難に囚われている領域を感じましょう。そうした気持ちが湧く原因となった（あるいはなっている）出来事を思い出しましょう。以下のように自分に問い掛けるとよいかもしれません。「出来事のなかで最悪の部分は何だろう？　何が私を最も動揺させるのだろう？」、「その人について私は何を信じているだろう？　その人たちと私の関係について私は何を信じているだろう？」

〈認識〉その人を思い浮かべるときに主に湧く気持ちや思考を心の中に留めておきましょう。

〈許可〉立ち止まり、決めつけたり何かをしようとしたりせずに経験をありのままに〈許可〉しましょう。

〈調査〉Uターンをして、その人についての思考を手放し、自分の中で起きていることに注意を完全に集中しましょう。

●その人に対する落胆した気持ちや思考が、どのようにあなたの体の中の気持ちとして表われるかを発見しましょう。そうした気持ちが最も強いのはどこですか？　どのような感じですか？　時間をかけて、自分の中で苦痛を最も感じている部分に完全に入り込み、感じましょう。

●傷ついているその部分に次のように尋ねましょう。私にどうしてほしい？　最も必要としているものは何？　受け入れてほしいの？　保護されたい？　理解してもらいたい？　許してもらうこと？　思いやり？　慈しみ？

〈育成〉最も賢く、最も慈しみに満ちた自己（未来の自己、目覚めた心）に助けを求めましょう。未来の自己の立場から耳を澄ましたり対応したりできると想像してみましょう。最も必要とされているものをどのように提供できるでしょうか？　その傷ついた部分が必要なものを受け取りやすくなるような動作（胸に手を当てるなど）やメッセージ、イメージなどはありますか？

少し時間を取って（三十秒）、その部分を〈育成〉し、提供された思いやりをその部分がどのように体験するかを感じましょう。

（注：自分自身の目覚めた心となかなか接触できない場合は、友人や家族、神、愛犬など、最も接触しやすいと感じる慈しみの源泉を呼び出して、内なる部分を育てる助けにしましょう）

〈ＲＡＩＮのあと〉：内なる〈育成〉を提供したり受け取ったりしているときの「わた

し」の感覚に気づきを向けて、その中で休みましょう。

パートⅡ：他者を許すためのＲＡＩＮ

パートⅠを終えたあと、こんどは相手の人に注意を向けましょう。未来の自己の気づきからその人を観察しているように感じましょう。あなたの最も賢く、最も思いやりのある心でその人を見守ります。（実験するような感じで、十年から十五年先の未来から現在を振り返っている場面を想像してみるのもよいでしょう）

〈認識〉その人を観察して気がついたことを心に留めましょう。

〈許可〉立ち止まり、観察しているその人についての経験をありのままに〈許可〉しましょう。

〈調査〉自分自身に次のように尋ねてみましょう。「苦しみを生むような振る舞いをこの人にさせている傷つきやすさ（恐怖や傷、満たされていない要求）は何だろう？　この人はどのようにして足を罠に掛けてしまっているのだろう？

〈育成〉以下のフレーズ、またはあなた自身の思いやりのある言葉や視覚的イメージを使って許しましょう。その人の名前を心の中でささやいて、「あなたが私に引き起こした傷がわかり、それを感じます。そして、今、あなたを許します」と言いましょう。あるいは、まだ許す準備ができていない場合は、「あなたが私に引き起こした傷がわかり、それを感じます。あなたを許そうとすることが私の意図です」と言いましょう。これを数回繰り返しましょう。

その人を許しの心で包み込むことができると感じたら、許しのフレーズのあとに、その人の苦しみを癒やせそうな気遣いのある願いを加えるとよいでしょう。

〈RAINのあと〉　実践によって生まれた心の広がりの性質に注意を向け、どこまでも大きく、包み込むままにしましょう。「許しの心のままで休息しているときの『わたし』はどんな人だろう？」と自分に問い掛けましょう。

許しの実践では、瞑想をどれだけうまく、または完全にできるかを基準に自分を決めつけがちです。内面の決めつけを全て手放して、心を開いて自由にしようというあなたの意図の誠実さを尊重しましょう。瞑想の最後は、自分と他者に関する全ての考えを手放しましょう。優しい気づきの経験の中でただ休みましょう。思考や気持ちが湧いてきたら、あらゆる命を含んだ世界を丸ごと包み込む許しの心の力を感じましょう。

質問と回答

私のパートナーは、幼少期に、毎日のように怒りをぶつけてくる怒りっぽいナルシストの母親に育てられました。今、パートナーは私たちの十代の娘たちに同じことをしています。つらい過去がパートナーのこの行動の背景にあるのだろうと理解しています。しかし、彼女はもう大人です。自分が引き起こしている傷に対して責任を持つべきではないでしょうか。

誰かを傷つけてしまった場合、真の癒やしのためには自分の行動に責任を持ち、可能な場合には許しを請い、償いをすることが必要です。自分が引き起こした傷をそのように誠実に認めることができると、実際には力が湧き、自己非難も減ります。

しかし、過去に負った傷があると、自分や他者を傷つける振る舞いに駆り立てられるだけでなく、行動を変えることが困難にもなります。幼少期に長期にわたる精神的虐待を受けると、実行機能や自己調節、マインドフルネス、共感など、どれも大人として責任のある振る舞いをするために必要な能力の発達が妨げられることが知られています。あなたのパートナーのような生い立ちの人にとっては、自分が傷つけていると認めることは危険に感じられて、耐えられないほどの恥ずかしさの感情や拒絶される恐怖を心に呼び起こします。

ご家族が今置かれている状況でもがいているときは、会話のなかに表われる「〜すべき」という言葉に警戒すると役に立つかもしれません。そのことは、「良い行動」と「正しい行動」についてあなたが信じることがどれほど論理的で合理的であっても、パートナーの現在の状態とは相容れないことを教えてくれます。そして、何よりも重要なのは、誰かが未処理の傷から行動を起こしている場合、その人を非難しても何の解決にもならないということです。非難は罰になります。「自分はどこか問題がある」という心の中心にある傷をその人の中で深くします。あなたもパートナーとの関係のなかで経験したかもしれませんが、非難は防御や否認を引き起こします。前向きな変化をもたらすのではなく、その人が他者を傷つける行動を継続させてしまうのです。

もちろん、娘さんたちを傷つけ続けることはできないということをパートナーに明確に伝え、娘さんたちを守るための境界線を設ける必要があります。親の一人として重要なことです。そうでなければ、傷つける行動を助長することになるからです。しかし、そうしていくときに、責めるのではなく気遣う気持ちでコミュニケーションし、変化への道を模索することは可能です。子どもと同じように、大人の中の傷ついたインナー・チャイルドも、成長し変化するためには養育を必要とします。「～すべき」という言葉や怒り、非難に反応して一回り大きく成長したり他者を傷つける行動をやめたりした例を、私は見たことがありません。真の癒やしと変容のためには罰は有効ではなく、気遣いとリハビリテーションこそが有効であることは、全ての研究で明らかになっています。

とはいえ、「～すべき」や非難からパートナーへの思いやりへと移行するには、その前にまず、あなた自身の中で、ごく自然な反応として無力感や怒り、恨み、自己正当化、傷つき、恐れを感じている場所をよく気遣う必要があります。あなたは自分自身やパートナー、そして子どもたちのために最高の自分を発揮するように求められているのです。あなたとパートナーが協力者となり、共に変容と癒やしを目指すためには、安心できて思いやりのあるコミュニケーションの場を作るために、セラピストの助けが必要となるかもしれません。

「人はできる限りのことをしている」と考える人たちがいます。真実だと思いますか？

これまでの人生を振り返ると、プレゼンスと気遣いで他者と関わっていたときもあれば、何かに没頭したり、反射的な行動を取っていたり、他者を傷つけたりさえしていたときもあったでしょう。そうしたなかから、深く後悔している特定の状況に絞って、「もっと繊細に、親切に、寛容に、気づきに満ちていられなかったのは何が妨げになったからだろう?」と問い掛けてみると、おそらく、そのときは注意の範囲が狭くなって、催眠状態で「線よりも下」にいたことを認識するでしょう。あなたの思考と行動は、注意をそらすための深く刻まれた習慣、不安や嫌悪などの感情、あるいは快楽や苦痛からの解放を求める強い欲求によって突き動かされていました。生存脳が支配して、最近進化した前頭前野から切り離されていたのです。あなたの脳は、原始的な対処法を駆使し、満たされない欲求を満たすためにできる限りのことをしていました。

ＲＡＩＮのマインドフルネスと思いやりの心は統合された脳を育てます。つまり、感情的になっても大脳辺縁系が完全にハイジャックされることがなく、何が起きているのかにいくらか気づいていられて、内なる資源との接触もいくらか増えるということです。自分の可能性を最大限に発揮して「最高の自分」として生きるための選択肢が増えるのです。

私を傷つけているやり方に対して怒り、非難することが、パートナーの注意を引く唯一の方法だと思っています。私にとって、パートナーを許すことは虐待され続けることを意味します。

怒りや非難、罰を与えることによって、他人の行動を一時的にコントロールできるかもしれません。問題は、それによって本当にその人の行動を変え、私たちが望む関係を手に入れることができるかどうかです。

私の瞑想クラスに毎週参加している女性が、結婚していた四年の間、夫から肉体的ないじめを受け続けたと話してくれました。彼女が言うには、「傷ついて恐れている被害者と、怒る被害者との間を、行ったり来たりしました」。彼女が怒りを爆発させて家を出ると脅すと、夫は屈服しました。暴力をやめると誓い、彼女の許しとやり直しを請いました。彼女は家に留まることに同意し、毎回、今度こそ本当に彼が変わってくれることを期待しました。

RAINのUターンを実践し、非難する思考を捨て、自分の内なる経験に丁寧に注意を向けると、彼女はついに自分の苦しみの真実と向き合いました。「これは虐待の苦しみだ」。また、彼女は〈育成〉するためには自分で自分の面倒を見なければならないことを知っていました。怒りと非難から離れたことで、彼女は現実を〈認識〉して受け入れることができるようになりました。自分は苦しんでいて、夫が変わることはなく、自分の状況を変えるためにできることがある、と。その結果、彼女は姉の家に引っ越し、離婚を申請しました。やがて、本当の意味で元夫を許すことができました。ただ、それには、彼女が安心してからも、かなり長い時間がかかりました。

怒りは合図です。自分を気遣うように活気づけてくれます。しかし、力を奪われた怒った被害者から抜け出したいのであれば、非難から脱却する必要があります。これは、パートナーに虐待を受けている場合でも、十代の子どもが家のお金を盗んだ場合でも、兄弟が共有の遺産に手をつけた場合でも同じです。非難のエネルギーを手放すことができれば、自分の状況に効果的に対応するための知恵と接触できるようになります。

第９章 善良さに目を向ける

誰かを愛するということは、その人の心にある歌を知り、その人が忘れてしまったときに歌ってあげることです。

アーン・ガーボルグ

最も素晴らしい慈しみの行為が奉仕することではなく、深く考えて、理解することだというのは考えさせられます。人に奉仕するときは、助け、支え、慰め、痛みを和らげます。人の内面の美しさや善良さを理解するときは、変容し、創造します。

アントニー・デ・メロ

水曜日の夜の瞑想クラスのあとに私に会いに来た夫婦は、話をする前から顔に心配の色を浮かべていました。夫婦は二十三歳の息子、ジョノのことを心配していました。

ジョノには学習障害があり、教養学部だけの小規模な単科大学を二年で退学していました。それ以来、ジョノは実家で暮らし、ホームセンターでアルバイトをして家にお金を入れていました。「コミュニティ・カレッジで授業を受けさせようとしましたがダメでした」と父親は言いました。「キャリア・カウンセリングを受けさせようともしましたが、それも拒否されました。ジョノは高校時代の友人たちと遊んでいます。良い子たちですが、彼らには将来の計画がありません」。さらに、陰鬱な口調で付け加えました。「ジョノは映画を観たり、マウンテンバイクに乗ったり、ビデオカメラをいじったりしたいだけのようです。それでは安定した生活は見込めません」

そこへ母親が口を開きました。「私たちはジョノが嫌いなわけではありません……彼のことが大好きです。本当にかわいい子です。でも最近は、ふさぎこんでいて私たちとほとんど話をすることがなくなって、以前のジョノではなくなってしまったようです」

夫婦がどれほどジョノを大切に思っているかがよく伝わってきました。私は、そのことを伝えました。母親の目には涙が浮かんでいました。「それはもう。ジョノの将来がとても心配です」。そして、懇願するように言いました。「でも、どうしたらいいのでしょうか？　ジョノのために祈り、スピリチュアルな光で包んであげればいいのでしょうか？　ここに連れてきて、瞑想するように促すべきですか？　ジョノのためなら何でもします」

「ご提案できることがあります」と私は言いました。「ただ、その前に、お二人に質問させてください」。二人は好奇心で身を乗り出しました。「ジョノのどのような性質を心から慈しんで尊重していますか？」

母親は迷わずに答えました。「ジョノは誰よりも優しくて、他人の気持ちを察することができます。そして、一緒にいるととても楽しい人間です。奇抜なユーモアのセンスもあります」

父親が付け加えました。「それに、クリエイティブな才能があるのは否定しようがありません。……ジョノのカメラの使い方には感心しますよ」。そして、考え深げに「ジョノは本当に頭がいい。ただ、その頭の良さを生かす方法を見つけていないだけなんです」と続けました。

私は「素晴らしいですね」と言って微笑みました。「そのお話はぜひまた別の機会に聞かせてください。ひとまず、ありがとうございます。お聞きしていて、ジョノの人物像が活き活きと見えてきました」

次に、毎日の瞑想をする際に、ジョノのことで最も慈しんで尊敬しているものについて考えることを提案しました。「ありのままの『ジョノ』を体の奥深く、心の奥深くに感じるままにしてください。そして、一緒にいるときは、ジョノの気分やエネルギーなど、彼の様子にただ注意を向けましょう。ありのままのジョノの様子とただ一緒にい続けます。それを二、三か月続けたあと、またお会いしましょう」

数か月後に再会したとき、夫婦は落ち着いていました。今回は母親が先に口を開きました。「ご提案いただいた実践でリラックスできているだけかもしれませんが、ジョノの強みを思い出せば思い出すほど、全てがうまくいくような気がします」

父親も頷きました。「最初はジョノを自由にさせるべきだと言われているだけかと思いましたが、もっとずっと大きなことでした。……どうやって自分の道を切り開いていくのか、まだわかりませんが、ジョノがそうするだろうという確信が以前よりもあります」

夫婦が帰る前に、私は私自身が自分の息子との関係のなかで発見したことを話しました。息子がうまくやることを信じれば信じるほど、息子は実際にうまくやるようになりました。

私の自信が息子に伝染したのです。

私がジョノの両親と最後に会ったのは、その数か月後でした。二人は、ジョノが地元の非営利団体でビデオ編集のボランティアをしていることや、大学に戻ってデジタルビデオ制作の学位を取得する予定であることなどについて報告しました。何よりも、ジョノは、以前のジョノのようになっていました。例えば、父の日には、「ジョノ、ホームセンターのＣＥＯに昇進！」と発表する「ニュースのビデオクリップ」を創作して見せてくれました。ジョノは以前の輝きと遊び心を取り戻していて、自分の道を見つけつつありました。

私たちの人間関係、特に親しい人との関係は、本物の親密さと癒やしを妨げるような硬直したコミュニケーションパターンに陥りやすいものです。ＲＡＩＮのマインドフルネスと育成は、そうしたしつこい習慣から私たちを解放してくれます。私はジョノの両親にＲＡＩＮのフォーマルな実践を説明していませんが、両親がジョノと関わる方法を見ると、ＲＡＩＮのステップが展開されていく様子がわかります。両親はジョノがつらい思いをしていること、そして自分たち自身が苦しんでいることを〈認識〉しています。そして、反射的な反応を続けるのではなく、心を落ち着けてジョノのあるがままの姿を〈許可〉しています。それから

〈調査〉をし、息子について問題だと思うことから信頼していることへ、すなわち息子の善良さへと、注意を向け変えました。最後に、ジョノへの心からの愛情が自分たちのなかに満ちるままにすることで、〈育成〉のステップの土台ができています。ＲＡＩＮのインフォーマルな実践を通して、両親は恐怖に基づいて反応することから抜け出し、ジョノが最も必要としていたもの、つまり人間としての丸ごとの「ジョノ」への信頼を提供することができるようになったのです。

基本的な善良さとは？

ジョノと両親にとって、癒やしは、「問題」から私が「基本的な善良さ」と呼ぶものを思い出すことに注意を移したときに現れました。

どういうことでしょう？　第3章で紹介した黄金の仏陀のイメージで例えると、私たちの日々の社会的な自己や人格は、表面を覆う保護用の粘土と考えることができます。こうした外見や姿勢、防衛、決めつけ、スキル、弱点などの覆いは、だいたい「良い自己」と「悪い自己」という基準で評価されます。良い自己とは、私たちが親や仲間、より大きな社会から採用した基準を満たしていることです。良い自己は、礼儀正しく、勤勉で、魅力的で、目標を達成できているかもしれません。一方、「悪い自己」とは、利己的、忍耐力がない、決めつける、衝動的などのような、短所として見なされるたぐいの自己の全てです。

しかし、こうした条件づけられた自我のパターンは、いずれも私たちの基本的な善良さを制限したり、表したりするものではありません。基本的な善良さとは、私たちの真の性質の黄金です。つまり、私たち全員の中に生きている意識や活力、慈しみ、創造性、知性といった普遍的な資質のことです。変化する気分や行動や性格は、表面の波のようなものです。基本的な善良さは海そのものです。条件づけられたパターンに注意が向いたままだったり、そうしたパターンに基づいて決めつけたり同一化したりすると、容易に自分の本来の広大さと深さとを見落としてしまいます。

恐怖は基本的な善良さを表れにくくするため、他者の中の黄金が最も認識しやすいのは、その人がリラックスして「今、ここ」にいるときです。人格が形成される前の子どもたちに黄金の輝きを見ることができます。ある友人は、生後九か月の孫娘の写真を見るとその純粋な感覚と目の輝きに驚くと言います。友人は長い間忘れていた詩の一節を急に思い出しました。「物事の奥底に、愛すべき新鮮さがある」

善良さを見る

私たちはそれぞれに体も心も性格も異なるため、変化する私たちのなかで、黄金もさまざまな形で現れます。

ソーシャルメディアの友人たちに、他者の基本的な善良さに気づいたときの例を尋ねました。以下は、「善良さがわかるのは〇〇〇〇」という風に文章の続きを記入してもらったときの回答の一部です。

- 出張から帰って来た夫が子どもたちに会ったときの顔
- 末の息子が私の疲れた声を聞いて、水を持ってきてくれるとき
- 妻が駐車場係やレジ係たちに心から親切に敬意を払って挨拶するとき
- 親友が飼っている犬を深い愛情で抱きしめるとき
- 日没時に太陽に向かって「さようなら、大好き」と言う五歳の娘の姿に

●車が故障した人を助けるために夫が車を路肩に停めて、何の見返りも期待しないとき
●パートナーが優しく、二人のあいだの困難を解決するために関係を続けようとしてくれるとき
●脳卒中で倒れて体が不自由になった父が、今でも私に「何か欲しいものはないか」と聞くとき

この質問を投稿した直後に、大切な友人がバースデーカードを送ってくれました。彼女のメッセージは、「あなたの基本的な善良さがわかるのは……」から始まっていました。彼女の言葉を読みながら、私の目には涙が溢れてきました。とても深く慈しまれ、理解してもらっていると感じました。そして、私のなかに、彼女の基本的な善良さが溢れてきました――黄金が輝いていて、彼女の慈しみのこもった深い配慮の美しさを感じたのです。私はトーマス・マートンのお気に入りの引用を思い出しました。

そのとき、突然、彼らの心に秘められた美しさを見たような気がした。罪も欲望も自己知識も届かないほど深い心の奥底を、現実の核心を、神の目に映る一人ひとりの人となりを見たのだ。彼らに、あるがままの本当の自分を見ることができさえしたら。そのように、私たちがいつもお互いに見ることができさえしたら。戦争も、憎しみも、冷酷さも、強欲さもなくなるだろう。……おそらく、私たちがおもわず膝をついてお互いを崇拝してしまうことが大きな問題となるだろう。

ミラーリングしてもらって「わたし」がわかるようになる

作家のアリス・ウォーカーはこんな話をしています。

南アフリカのバベンバ族のしきたりでは、誰かが無責任な行動や不正な行為をすると、その人は村の中央に、独り、拘束されない状態で置かれます。

全ての仕事が中断されて、村の男性、女性、子どもの全員が、罪を犯した人の周りに集まって大きな輪を作ります。そして、各人が一人ずつ、円の中心にいる人に向かって、その人がこれまでに行ったあらゆる良いことについて話します。思い出せる全ての出来事や経験が細かく正確に語られます。その人のあらゆるポジティブな特性や善行、長所、優しさなどが長々と語られるのです。

儀式はしばしば数日に及びます。最後に輪が解かれ、喜びの祝いが行われ、その人は象徴的にも現実的にも部族に再び迎え入れられます。

自分の基本的な善良さへの信頼は、他者からわかりやすくて深いミラーリングをしてもらう中で生まれてきます。私たちが乳幼児として生きていくために必要な養育は、温かいミルクや抱かれて慰めてもらうことからだけでなく、養育者の眼差しの慈しみに満ちたエネルギーからもきます。養育者の眼差しから、自分は理解してもらっている、聞き取ってもらっている、気遣ってもらっていると感じるとき、私たちは「あなたは大切な存在です。私たちの仲間です。あなたはここに帰属していて、慈しまれています」というメッセージを受け取ります。どんどん広がる好奇心や遊び心に対して、養育者が喜びを返してくれると、「生き生きとしたあなたがありのままに振る舞うことには価値があります。『あなた』の全てがこの世界で歓迎されています」というメッセージを受け取ります。

子どもたち（そしてお互い）の中にある黄金の部分をミラーリングしてあげるためには、ラディカル・コンパッションの基本的な要素の明確さ、寛容なプレゼンス、そして感情的知性が必要です。しかし、「線よりも下」の催眠状態にあるとき、私たちはあっというまに子どもの行動の「覆い」の部分に固執してしまい、苛立ちや決めつけ、怒りで反応したり、無関心や心ここにあらずの反応をしたりするようになります。このように反射的に反応すると、親自身の中でも親としての不足感が助長される場合もあり、ますます「線よりも下」に引き込まれるようになります。また、反射的な催眠状態が習慣化すると、子どものほうは「私はどこか問題がある」という悪い自己メッセージを簡単に内在化してしまいます。

実際には、ほとんどの人が、明確なミラーリングと歪んだミラーリングの両方を送ったり受け取ったりしています。私自身の息子の少年時代を今日になって振り返ると、私が常に何かしら心配していたことにすぐに気づきます。小学校では息子に友達が少ないことが心配でした。中学時代の息子は「過剰に社交的」で、いつも友達と出掛けたがることが気になりました。高校生になると、ゲームやパーティー、先延ばし、勉強に集中していないことを心配していました。そして、そうした心配には、決めつけと、支配と、「あなたはもっと違っているべきだ」というメッセージがつきまといました。こうしたこと全ての背景には、私自身のなかの恐怖と、自分には価値がないという催眠状態がありました――「私は良い母親ではない。これは私のせいだ。この習慣を直さなければ、この子は良い人生が送れないかもしれない」

それでも、息子にはいつでも慈しみを感じて、理解もしていました。息子がローラーブレードを楽しんでいる姿や、荒野での探検からインスピレーションを得て戻って来る姿を見たとき、困っている友人を慰めたときの様子を知ったとき、カードゲームの「マジック：ザ・ギャザリング」の腕前に目を見張ったときに、私の心が輝いたことを息子は感じたに違いありません。現在は若いセラピストとして、企業家として、夫として、父親として活躍している息子を見ると、彼のありのままの振る舞いを心から認めて信頼した時こそが息子の自信と幸福感に最も貢献したのがわかります。

ポジティブなミラーリングをし過ぎると？

強みや才能、つまり「良い自己」と呼ばれる部分は、紛れもなく私たちの部分です。そうしたものを認めてもらうことは、自分を疑っていたり自信がなかったりするときは特にそうですが、大きな贈り物になります。しかし、一部の褒め言葉は、健全なミラーリングではありません。例えば、良い成績、魅力、協調性、芸術性、運動神経の良さなどで常に肯定され、褒められてきたかもしれません。そうしてくるなかで、どのようなメッセージを吸収したでしょうか？　そうした状況で、多くの人が、「愛される善良な人間になるためにはそうしなければならず、失敗は許されない」というメッセージを受け取りました。そしてその信念とともに、期待に沿えないこと、間違うこと、ベストではないこと、新しい何かに挑戦することへの慢性的な恐怖が生まれました。過剰に賞賛してその人の自尊心を高めようとすると、黄金の仏像を覆う表面は磨かれますが、黄金そのものからは遠ざかってしまいます。

弱さや傷つきやすさのミラーリングについて

その人の弱さ（あるいは、その人が「悪い自分」と感じているもの）をミラーリングして好ましい効果があるためには、先に、私たち自身のなかにその人への気遣いや尊敬、その人の基本的な善良さに対する信念が確立されている必要があります。そうでなければ、その人は深く傷ついたり防衛的になったりして、メッセージを受け止めることはできないでしょう。根本的な部分で認めてもらっていないと感じているときに批判される感じを、ほとんどの人が知っています。全身が反射的に鎧をまとったようになります。

しかし、信頼と気遣いがあれば、私たちがミラーリングをすることで、その人は自分のなかで苦しみや分離を生み出している無意識の行動や感情、信念を〈認識〉しやすくなります。親たちは、子どもの無作法や欺瞞、不注意や怒りが他者にどのような影響を与えるかを知らせることで子どものためになることをします。セラピストは、恐怖や恥などの未処理の感情をミラーリングすることで、クライアントが内面のそうした感情に気づくのを助けます。信頼できる友人や同僚は、私たちの喪失感や悲しみをミラーリングしてくれることで、寄り添ってもらっている、理解してもらっていると私たちに感じさせてくれるかもしれません。

わかりやすく深いミラーリングは、年齢にかかわらずラディカルな癒やしをもたらす場合があります。私が博士課程のインターンをしていたときに心理療法のスーパーバイザーをしてくれたロブは、彼自身が「愛おしいものが見える」と呼ぶ才能を持っていました。ロブはクライアントに完全なプレゼンスで接し、クライアントが聞き取ることができ、信頼できる方法でその人の善良さを映し返して見せました。クライアントの弱さの中に勇気を、正直さの中に献身を、そして、癒やされて目覚めたいという切望の深さを見出しました。ロブとのセッションを終えて帰るときには、クライアントたちは来たときよりも自信を持って、自分の中の黄金にますます敏感になっていました。私たち生徒にもロブは同じことをしてくれました。

ある日、毎週行われるスーパービジョンのグループの場で、私の中にある心配をロブが感じ取ったときのことを覚えています。私はあるクライアントのことをとても気に入っていたのですが、そのクライアントと取り組むためのスキルが自分にはないのではないかと心配していました。ロブは、「君は彼女のことを本当に大切に思っているんだね」と言って、いつもの魅力的な笑みを浮かべながら頷いていました。そして、他の生徒たちを見渡しながら、こう言いました。「純粋な気遣いの力を決して過小評価しないでください。技法についてはどれがどれよりも優れているとは断言できませんが、気遣いは別です……気遣いこそが魔法の成分です」。ロブの言葉で、私の心にあった心配は晴れました。それだけではありません。ロブの言葉は、「ミラーリング」の贈り物がいかに素朴なものであるかを教えてくれました。

嘘がつけなくなったので、私は犬を「神様」と呼び始めた。

最初は戸惑っているように見えたが、
だんだん笑顔になってきて、ダンスまでしてくれた。
犬を神様と呼び続けた。
今では噛むことさえない。
これは人間にも効果があるのではないかと思っている。

十七世紀の詩人　サン・トゥカラム（ダニエル・ラディンスキー訳）

自分の善良さを知る：RAINで自分を〈育成〉する

気分が深く沈んでいるときのことを思い出してみましょう。その真っ只中で、自分の心の美しさや他者への気遣い、誠実さやプレゼンスの強さを少しでも感じることができていたでしょうか？　家族や友人、同僚の善良さがどれほど見えていたでしょうか？

自己批判に囚われていると、知覚のフィルターが狭くなり、ミラーリングが歪みます。自分の至らない点ばかりを観察するようになり、欠点を隠すことに夢中になり、自分を正当化したり、証明したり、改善したりすることに忙しくなります。このような自己に対する不信は、必然的に他者に対しても波及します。

自己嫌悪や自分には価値がないという気持ちが強いときには、RAINの全ステップ（第3章の「RAINステップ・バイ・ステップ」参照）を実践すると、黄金の上に覆いかぶさって見えにくくしている信念や気持ちにマインドフルネスとセルフ・コンパッションで接することができるようになります。〈調査〉を進めることで衝動の背後の深いところにある傷つきやすさに触れ、〈育成〉を通してより大きく、より慈しみに満ちたプレゼンスと再び繋がれるようになります。

また、以下の「内省」のように、自分の中の善良さを意図的に探し、振り返ることで、いつでもRAINの〈育成〉のステップに直接助けを求めることができます。

内省：困難なときに自分の善良さを思い出す

自分には価値がないという催眠状態に巻き込まれていると、自分の善良さを信じにくくなるものです。そこで、どのような方法でもかまいませんので、あなたに一番合った方法で「今、ここ」のプレゼンスに入っていきましょう。以下からいくつかを試してみましょう。

●あなたがよく理解していて慈しみを感じる人やスピリチュアルな存在、ペットなどを思い浮かべる。その存在に向けられたあなたの気遣いの善良さを感じる。
●あなたが親切で寛大だったときのことを思い出す。
●自然を愛する心、冒険心、ユーモア、好奇心、粘り強さなど、あなたの中で評価している自分の資質を振り返る。
●子どもの頃の自分を想像して、遊び心や愛情、不思議さが際立っていた瞬間を思い出す。
●信頼できる人やあなたを認めてくれる人、慈しんでくれる人を思い浮かべ、なるべくその人の視点を通して自分を眺める。
●未来の自分、つまりあなたの最も深い意図と可能性を表している自分、これからなろうとしている自分を想像する。

私はRAIN、特に〈育成〉の実践を、「スピリチュアル・リペアレンティング」とよく呼びます。幼い頃に誰もが必要としていたたぐいのミラーリングを、自分自身に与えられるようになろうとしているのです。本書でご紹介するさまざまな内省を試しながら、自分に合ったものを見つけましょう（良い子育てにさまざまなスタイルがあるように、スピリチュアルな〈育成〉にもさまざまなアプローチがあります）。見直そうとしている恐怖や自己疑念は長年の歪んだミラーリングの結果ですので、何度も繰り返して実践する必要があります。実践するごとに〈RAINのあと〉に時間をかけて、〈育成〉していると感じるときと〈育成〉されていると感じるときの「わたし」を感じましょう。自分の基本的な善良さを何かしら味わう機会が多くなるほど、日常生活の中でも黄金と再び繋がりやすくなります。

他者の善良さをミラーリングする鏡になる

ネルソン・マンデラは、「人を高く評価し過ぎて問題になることは決してない。そうすると、人は気高くなり、より良く行動をするようになるからだ」と書いています。

ポジティブなミラーリングをされて、自分が変化したときを覚えているでしょうか？　私は、人生が変わるようなしかたで誰かが私の自信を深めてくれた瞬間を、今でもいくつか覚えています。友人の親は、「話を聞くときのあなたの姿勢はどこか特別で、人を助けるものがある」と言ってくれました。友人の兄で、ハーバード大学の神学の大学院生だった人は、私が哲学的な質問をすると、「スピリチュアルに深い」と反応してくれました。また、本格的にヨガを始めた頃、ヨガの先生がある日、「あなたにはヨガの道に献身する姿勢を感じます」と言ってくれました。こうした言葉は、私が自分自身の在り方を〈認識〉して信頼できるようになるうえで役立ちました。そうした言葉をかけてくれた人たちは、人生の旅の仲間になりました。その人たちから受けた影響を思い出すと、ミラーリングという贈り物を私も他の人に提供したいと今でも思います。

内省：あなたを育ててくれた恩人たち

楽な姿勢で座り、目を閉じて体をリラックスしましょう。人生を振り返って、あなたがポジティブな影響を受けた人を思い浮かべましょう。「その人が私について何かをミラーリングしてくれたことが、私が自分の善良さを信じる助けとなったのはいつだろう？」と自分に問い掛けてみましょう。記憶が甦ってきたら、立ち止まり、その人を心に受け入れて、その人の言葉や行動が自分を育ててくれた様子を感じましょう。

善良さを映し返す鏡になろうとすると、ラディカル・コンパッションを意図的にトレーニングすることになります。というのは、何かに没頭している、不安になっている、反射的になっている、自動的に振る舞っているなどの催眠状態にあるとき、私たちはだいたい他者の善良さが見えていないものです。それどころか、気に入らないことや問題のように思えることに固執してしまいます。そのため、他の人に対してわかりやすく〈育成〉的なミラーリングができる鏡になりたいのであれば、先に、ラディカル・コンパッションを実践して、意識しながら「今、ここ」で意図的に行動できることが必要になります。

善良さを見極める：三つの重要な質問

- この人が大切にしているのは何だろう？
- 私は新鮮な目で見ているだろうか？
- この人に自分の善良さを知ってもらうためにはどうすればいいだろう？

この人が大切にしているのは何だろう？

私たちが開催するリトリートに何度も参加していた青年のローガンは、常に自分に厳しく、自分を疑っていました。あるミーティングで、私は「最近、心が休まった瞬間で、自分らしさを感じたときはありましたか？」とローガンに尋ねました。すると、ローガンは前日に一度だけあったと答えました。瞑想中、ローガンは部屋の向かい側の椅子に座っているおばあさんが目に入りました。おばあさんの足は床に届かずにぶらぶらしていて、座り心地が悪そうに感じられたので、ローガンは立ち上がっておばあさんの足の下にクッションを敷いてあげました。自分の位置に戻ると、ローガンは、心の中に温かさや繋がりや安らぎを感じるようになっていました。

私は少し間を置いて、「ローガン、なんて気遣いのある行動でしょう。……あなたにとって優しさが本当に大切で、あなたがそれを実践していることがよくわかります」と言いました。話を続けながら、私は、ローガンには他の人に提供できることがたくさんあり、立派な瞑想の先生になる素質があると確信していることを伝えました。最後に、年配の女性にとても親切にしてくれたことにお礼を言いました。偶然にも、その女性は私の母親だったのです。私たちは涙を流しながら別れ、お互いに優しさを共有できたことに感動していました。

二年後、ローガンは刑務所で瞑想を教えていて、十代の子どもたちとも取り組んでいました。ローガンからのメールの一つのなかで、激しい自己批判に囚われているように見える十七歳の少女について触れていました。ローガンは、別な講師と共同で教えていた十代向けのリトリートの際に、心が安らいだ時を覚えていないかをその少女に尋ねると、少女は瞑想グループで誰かを助けた経験について話しました。私がローガンにしたように、今度はローガンが、少女の優しさと善良さをミラーリングし返してあげました。そして、相手の子を助けている間、どのような気持ちがしたかを尋ねると、少女の顔は和らぎました。「自分はどこも問題ないと思えました」と彼女は言いました。

人の善良さは、その人が心から好きなことをしているときにはっきりと見えます。そうした瞬間には、その人にとって最も大切なもの、何が生きがいなのかを感じ取ることができます。そのようにして見えたその人の善良さを、その人自身が思い出させるようにしてあげることで、その人がそれまでの人生で苦しみ続けてきた自己嫌悪や疎外感を解消しやすくなる場合があります。私たちは、「この人が最も深く大切にしているのは何だろう？」と自問することで、表面的な欲求や恐怖、つまり自我の覆いを超えてその奥を見ることができるようになり、またその人自身が同じことをできるよう助けてあげられるようになります。

私は新鮮な目で見ているだろうか？

私たちは最も身近な人たちを習慣的な目で見てしまい、ミラーリングをしなくなってしまいます。習慣の催眠状態になっていて、その人がどのような人で、どのように考えたり感じたりしているのかということに対する思い込みに囚われています。詩人のT・S・エリオットは次のように言っています。

他人について知っていることは、
彼らを知っていたときの記憶にすぎない。
そして彼らはその時から変わっている。
それからもう一つ、
会う度に、知らない人に会っていることを忘れてはならない。

慣れを克服するためには、新鮮な目で見る訓練をして、純粋に好奇心を持つ必要があります。私の場合にうまくいくコツは、まずその人の目を見て、どんな色をしているかに改めてじっくりと思いを馳せます。それから、思いを広げて、この眼の奥からこちらを見ているのは、どんな人だろう?と考えます。この人がたった今一番気にかけていることは何だろう?この人と会うのが最初または最後だったとしたら、どのようなプレゼンスと気遣いを提供したいと思うだろう?　この人がいなくなってしまったら、この人の基本的な善良さについて何を覚えているだろう?

時々、特定の一人を選んでその人の基本的な善良さがその人の中で生きている様子を眺めることを数週間にわたって実践することもあります。ジョノの両親が息子に対してしたのと同じ感じです。

駲染みがあるからこそ見逃しているかもしれない事柄を探そう。なぜなら、馴染みは陳腐さや盲目、退屈を生むためだ。新鮮に見ることができないものを慈しむことはできない。常に新しさを発見できないものを愛でることはできない。

アントニー・デ・メロ

この人に自分の善良さを知ってもらうためにはどうすればいいだろう?

その人の中に見える善良さを認めて直接伝えることは親密な贈り物であり、伝えようとすると、私たちは恥ずかしさや居心地の悪さを感じたり、その人が気を悪くするのではないかと恐れたりするかもしれません。または、自分はその人の人生で重要な存在ではないので、自分が気づいたことはその人にとって重要ではないと考えるかもしれません。あるいは、ただ単にそうしたことを伝える習慣がないかもしれません。

作家で医師でもあるレイチェル・ナオミ・レメンは、ラビだった祖父が彼女を愛しい小さな魂（Neshume-le）と呼んでいたという話をしています。祖父の言葉は、レイチェルにこの世界での彼女の居場所で大きな安心感と信頼を与えてくれて、祝福のように感じられました。祖父が亡くなったあと、レイチェルはそうした祝福が彼女にとってどれほど大きな意味があったかを母親に話しました。すると母親は、「レイチェル、私はあなたを毎日祝福してきたわ。ただ、それを口に出して言う知恵がなかっただけなのよ」と答えました。

相手の善良さを振り返ることをはっきりと目的にするなどして、内面的なトレーニングを行うと、その善良さを認める気持ちをより自然に表現できるようになる様子を見てきました。だからこそ、ジョノの両親にもジョノの善良さを振り返ってもらい、注意を向ける先を変えてもらったのです。

仏教では「慈悲の瞑想（メッタ）」がこれに当たります。伝統的な慈悲の瞑想では、対象にする存在を含む輪をどんどん広げていきながら（最終的に世界中の全ての生命を含めて）その善良さについて考え、幸せを願う祈りのフレーズを考えます。この数十年間、視覚的なイメージや触覚、言葉をささやくことなどによってこの瞑想がより具体的で力強くなる様子を見てきました。前に紹介したように、私の生徒たちは、自分の胸にそっと手を当て、「大丈夫」、「ありのままでいい」、「幸せになりますように」などと心が安らぐメッセージをささやいて自分に慈悲を贈ると、人生が変わるほどの効果があることを発見しています。

私自身も、試行錯誤をして今でも続けている実践があります。一か月間の沈黙のリトリートが終わりに近づいていたある日の夕食時、近くに座っていた年配の男性の優しげで親切な雰囲気に感動しました。急にイメージが湧いて、その中で私は男性の前に立ち、お互いに目を見つめ合っていました。男性が目を閉じたあと、私は男性の眉間に軽くキスをしました。そのイメージから、優しさがこみ上げてきて、魂の繋がりを感じました。それ以来、私は大切な人、知らない人、会ったことのない人のためにこの実践をしてきました。立ち止まって、その人の善良さを見て、次にイメージのなかで眉間にキスをしたり、時には顔に優しく触れたり、優しく抱きしめたりするような、気遣いの振る舞いを提供します。だいたいは、幸せを願う言葉も、口にしたり心の中で呟いたりして添えます。このように全身で実践すると、温かく、優しい心が広がります。私自身や私が思い浮かべているその人、そして全ての存在が含まれた親密な「場」が生まれるのです。

この瞑想は声に出して祝福の言葉を捧げることも思い出させてくれます。また、瞑想のなかで思い浮かべていた人と実際に会うと、より強い親近感が湧きます。その人の基本的な善良さを〈認識〉して、「どうしたらこの人に伝えられるだろうか」と考えるようになります。

内省：「声に出して言う」ためのウォーミングアップ

数分間、静かに座って体をリラックスさせ、心を落ち着かせます。「今、ここ」にしっかりいると感じられるようになったら、大切な人を思い浮かべます。あなたがその人の中に認めていて慈しんでいる事柄を思い出しましょう。愛情に満ちた眼差しや、明るさ、ユーモア、誠実さかもしれません。それを認めるあなたの気持ちが、体の中で温かくなってくるのを感じましょう。

次に、イメージのなかでその人と直接会って、その人の善良さを実感する具体的な経験をいくつか伝えている場面を想像しましょう。伝えると、その人はあなたのミラーリングをどのように受け取るでしょうか？　伝えたあとに、あなた自身はどう感じますか？　あなたが認めるその人の善良さをそのように共有すると、あなたの中の繋がりの気持ちはどのような影響を受けますか？

最後に、少し時間を取って、ミラーリングの贈り物を直接会って提供したいと思う意思を、あなたの中で改めて確かめましょう。

日常生活で慈悲を生き生きと実践する10の方法

- 一週間の間、毎朝、一緒に暮らしている人や日頃からよく会う人の善良さを振り返ろうと意図しましょう。そして、日中も、思い出す度にその人たちに静かに祈りを捧げましょう。
- 知っている人に対して苛立ちや不安定さを感じることがあったら、その度に立ち止まり、その人の善良さの例をいくつか具体的に思い出し、心の中で「あなたが幸せでありますように」とささやきましょう。
- 日頃から接している「中立的」な人を選び、今日からの一週間、会う度にその人の善良さを思い出し、その人の幸せを心の中で願いましょう。あなたの中でその人への気持ちに変化があるかどうかに注意を向けましょう。

●「苦手な」人を選んで、その人の善良さを振り返るための時間を毎日設けましょう。少なくとも二週間、慈悲の祈りを捧げたあと、「私の気持ちは変化しただろうか?」、「その人の私に対する行動は変化しただろうか?」と自問しましょう。
●あなたに見えているその人の善良さをその人に伝えると何が起きるか試してみましょう。
●実践を新鮮で生き生きとしたものにするために、本物の繋がりと気遣いの感覚を呼び覚ますような言葉やイメージ、身振りをいろいろと試してみましょう。
●自分や他者への祈りを声に出してささやいてみましょう。
●祈りの対象の人の名前を言ってみましょう。
●祈りの対象の人たちを心の中に包んでいる場面を想像して感じましょう。
●その人たちがあなたの祈りによって癒やされ、愛されていると感じ、気持ちが軽くなっている場面を視覚的にイメージしましょう。

少しの時間でも善良さについて考えて慈悲を提供することで、慈しみに満ちた心の純粋さを取り戻すことができます。

偏見を超えて：全ての存在に善良さを見出す

自分が関わる人たちの心や精神、雲や鳥、草や木の美しさを認めながら一日を過ごすことを想像できるでしょうか？　もちろん、認めるものにはつらいことも含まれます。自分を傷つけた人への怒りや、パートナーがアルツハイマー病になった友人の苦しみなどを認めることになるかもしれません。それでいて、そこには私たちの存在に命を吹き込んでくれる善良さを忘れない気づきがあります。トーマス・マートンは次のように書いています。「人生とは非常に単純なものです。私たちは完全に見通せる世界に生きていて、そこには常に神々しい光が降り注いでいます。これは単なる素敵な物語やたとえ話ではなく、真実なのです」

私はクリスマス・イブの教会の礼拝で朗読された物語を聞いて、このことを実感しました。あるクリスマスの日、若い夫婦と一歳の息子が、車で長い道のりを旅したあとに道路沿いに営業中の食堂を見つけました。

ほとんど客がいない静かな店でした。長旅のあとにありがたく思いながら食事が来るのを待っていると、幼い息子が子ども用ハイチェアの背もたれから身を乗り出して手を振りながら、後ろの人に「こんにちは！」と声をかけ始めました。母親が驚いたことに、息子が手を振っていた相手はまるでボロ雑巾のような男で、身づくろいされず風呂にも入っていないようで、明らかにホームレスで酔っ払っていました。男は息子に手を振り返して、「やぁ、若いの。元気だね。……あぁ、きみのことはしっかり見えてるよ」と声を掛けていました。

母親と父親は視線を交わし、食堂にいた数人の客も非難のこもった視線をこちらに向けていました。年老いた男は料理が運ばれてきたあとも手を振り続けました。「パティケーキ（子ども遊び）を知ってるかい？　すごいじゃないか……いないいないばぁを知ってるかい？見ろよ、この子はいないいないばぁを知ってるぞ」。母親はハイチェアの向きを変えようとしましたが、息子は甲高い声を上げて、新しい友達のほうを向くために身体をねじりました。

ゆっくり食事することをあきらめた父親が早々に会計をしに立ち上がりました。母親は息子を抱きかかえながら、ドアのそばに座っている老いた酔っ払いの横を素早く通り過ぎることができますようにと祈っていました。ところが、一家が男に近づいたそのとき、息子は老人に向かって「抱っこして」という合図に両手を伸ばして、男の開かれた腕の中に進んでいきました。

息子が男の肩に頭を置いたとき、母親は男の目に涙が浮かんでいるのを見ました。男は息子を優しく抱きしめ、揺らし、それから母親の目をまっすぐに見て、しっかりした声で言いました。「この子を頼むよ」。そして、ゆっくりと息子を手渡しながら、「奥さん、あなたに神のご加護がありますように。あなたは私にクリスマスプレゼントをくれたよ」と言いました。

母親は何かしら呟いて返事をしたのでしょうけど、車へ急いで戻るときには、涙があふれてきて、「神様、人を外見で判断した私をお許しください」としか考えられませんでした。

私はこの話を聞いて、私がその善良さを見ないで通りすぎてきた無数の存在への深い自責の念に駆られました。マートンが「秘められた美しさ」と呼ぶものを認識できるようになることは、私たち全員にとっての進化的な課題です。それはまさにラディカル・コンパッションの精神そのものです。私たちは自分に対しては、自分で自分をスピリチュアルに育て直す必要があり、また、他者に対しては、その人の中の善良さを見ることによって、その人がその人自身の「わたし」を信頼できるように助ける必要があります。

しかし、次の章で詳しく説明しますが、私たちは限定された少数にしか丁寧な注意を向けないように、またそれ以外の多くの人については注意を向ける必要がないと無意識のうちに一瞬で判断するように、条件づけられています。とはいえ、自分自身が癒やされるために、また世界を癒やすためには、家族や友人といった最も身近な人たちだけでなく、内輪を超えてさらに広い範囲まで意識的に気遣いの心を広げることが必要です。

瞑想：秘められた美しさを見る（慈愛）

仏教の伝統では「メッタ」（慈悲の瞑想）が無条件の親しみと慈しみの能力を目覚めさせてくれます。自分自身と全ての存在の中にある本質的な善良さに注意を向けることで私たちの心は開かれていきます。

心地よくリラックスできる姿勢で座ります。緊張をほぐしながら、肩や手から力を抜いて、お腹をリラックスさせます。目の奥から笑みが広がり始めるとともに、目の周りの力が抜けていくのを感じましょう。唇に微笑みを浮かべ、口の中に微笑みを感じましょう。心の中で微笑み、その微笑みが広がって心臓と胸のあたりに受容的で優しい広がりができるのを想像しましょう。

では、あなたが慈しむ人で、関係が複雑ではない誰かを心に浮かべます。あなたが最も良さを感じるその人の資質について、少し考えてみましょう。その人の知性やユーモア、優しさ、バイタリティを思い出します。その人があなたに慈しみを感じてくれているときの姿を思い浮かべます。その人の本質が善良で、目覚めていて、気遣いがあるということを見失わないように、気づきを向けましょう。心の中でその人の名前と「ありがとう」という言葉をささやき、その人への感謝の気持ちが心に満ちてくる様子に注意を向けます。少し時間を取り、幸せのための祈りやフレーズであなたの心に最も響くものを心の中でささやいて、あなたが感じる慈しみをその人に伝えましょう。またイメージの中で、その人の眉間にキスをする、頬に触れる、抱きしめるなど、積極的に慈しみのジェスチャーをしてみるのもよいでしょう。

次に、あなた自身の存在とあなたの心にある気遣いとに注意を向けます。他者への気遣いやその他に思い浮かぶ資質など、あなたの中にある善良さについて少し考えてみましょう。より深く慈しみたい、真実を知りたい、完全に生きたいという深い願望があるのを感じ、あなた自身の心の意図の善良さを感じましょう。

自分の善良さとなかなか繋がれない場合は、あなたを慈しんでくれて信頼できる人を思い浮かべ、その人の目を通して自分を見てみましょう。社会的に条件づけられた表面よりも下に隠れている「わたし」、これからなろうとしている「わたし」（未来の自分、真の自分）を見ましょう。自分の善良さが見えてくるにつれて、自分自身に慈しみの優しいジェスチャーを向けてもよいでしょう。例えば、胸に軽く手を当てて、心の中で気遣いの言葉をささやいてもよいでしょう。

次に、気遣う対象の輪を広げるために、「中立的」な人を思い浮かべます（日頃から会っているけれど、よく知らない、または強い気持ちを感じない人がよいでしょう）。少し時間を取って、その人の見た目や動き、話し方などを思い出します。次に、その人が愛おしい子どもを見つめている姿や、新雪の美しさに心を打たれている姿、笑っている姿、リラックスしている姿などを想像しましょう。その人が幸せになりたいと思っていて、苦しみたくないと思っていることを忘れないようにしましょう。その人のイメージがあなたの中で生き生きとしてきたら、その人に向かって、積極的に気遣うジェスチャーと、その人の幸福を願う祈りを贈るところを想像しましょう。

次に、あなたが苦手とする人（怒り、恐れ、傷を感じる人など）を思い浮かべます。まず、少し時間を取って、その人について振り返りながら、優しく、決めつけない注意を自分自身の気持ちに向けましょう。次に、その苦手な人に注意を戻して、表面を覆っているものを越えてその奥を見ましょう。その人の基本的な善良さの一面を見ましょう。その人が幼い子どもで、すやすやと眠っている姿を想像すると、見えやすくなるかもしれません。または、人生の最後を迎えた姿を想像してもいいかもしれません。その人の中に、あなたが尊敬するような何かで、献身的、気遣いがある、創造性に富んでいるなどの性質を思い起こせるでしょうか？　その人の善良さをなかなか認識できない場合でも、人間は誰でも幸せになりたい、苦しみを避けたいと願っていることを思い出しましょう。あなたと同じように、その人にとっても人生は大切だということを忘れないようにしましょう。その人を優しい注意で包みながら、気遣いのジェスチャーと祈りを捧げる場面を想像しましょう。

次に、たった今祈りをささげた大切な人、あなた自身、中立な人、苦手な人を、全て集めてきます。自分とそうした他者を心に包み込みながら、共通の人間性、傷つきやすさ、基本的な善良さを感じます。共にいることを認識しながら、一度に全てに気遣いの祈りを捧げましょう。

最後に、気づきが開いていくままにします――前、右、左、後、上、下へと、全方向に開かれていきます。その広大な広がりの中で、あなたの慈しみに満ちたプレゼンスが全ての生き物を抱きしめていることを感じましょう。その広がりの中には、飛んだり、泳いだり、野原を駆けたりする野生動物がいます。私たちの家に住む犬や猫がいます。絶滅の危機に瀕している生物、木や草や花、あらゆる場所にいる子どもたち。家のない人たち、巨額の富を持つ人たち。戦争をしている人たち、平和な世界の人たち。死が迫った人たち、生まれたばかりの赤ちゃんたち。全ての生き物を抱きしめています。母なる地球を膝の上に乗せて全ての生命をあなたの無限の心に含めることができると想像しましょう。生きとし生けるもの全てに備わっている善良さに気づきつつ、再び祈りを捧げます。

〈RAINのあと〉「慈しみに満ちた願いを送っているときの『わたし』はどんな人だろう？」と考えてみましょう。広がりと静寂の中で休み、心と気づきの中に何が表れてきても、慈悲で触れるままにします。

質問と回答

誰もが秘められた美しさを持っているとは言えないのではないでしょうか？　スターリンやヒトラー、イディ・アミンはどうですか？　邪悪としか言えない人もいるのではないですか？

性格の形成に影響を与える要因の多さ――遺伝、世代間トラウマ、幼少期の虐待、社会的抑圧、戦争など――について知れば知るほど、他の人間を邪悪と決めつけて切り捨てることは難しくなります。ソ連の強制収容所で何年も過ごしたロシアの作家アレクサンドル・ソルジェニーツィンは、次のように書いています。

どこかで狡猾に悪事を働いている悪人どもがいて、その悪人どもを他の人たちから引き離して滅ぼせばよいだけであれば、どれほど単純なことだろう。しかし、善と悪を分ける線は、全ての人間の心に引かれている。そして、誰が自分の心の一部を破壊したいと思うだろうか？

人間の精神は時としてあまりにも錯乱していたり傷ついていたりして、善良さの証拠のほとんどが覆い隠されてしまっていることがあります。しかし、こうした「悪い」人も、かつては無力な子どもだったのです。親切にしてもらいたい、注目してもらいたいと思って悲しくて泣いている彼らの姿を想像し、彼らも苦しみたくないと感じていることを知ると、彼らの中にも普遍的な善良さの流れをいくらか直観できるかもしれません。

私は「人間の勇気の本質は、誰も見捨てないことだ」というチベット人の先生の言葉をよく思い出します。基本的な善良さを前提とすることで、私たちは自分自身の欠点と同時に他者の欠点も受け入れやすくなります。憎しみや怒り、依存などにどれほど厚く覆われているように見える人でも、善良さやそれに目覚める力を必ず持っています。その人の黄金を信頼することが、それを呼び起こすための本質的な要素です。

善良さを知らせるとその人の自我が膨らんで、自分の弱点が見えなくなるだけの場合はどうしたらよいでしょうか？

この質問は、「良い自己」（社会にうまく受け容れてもらうための自我の資質）と「基本的な善良さ」の意味の違いを浮き彫りにします。「良い自己」を適度に褒められると――例えば、運動神経が良い、気が利く、容姿が美しい、数学ができるなどと認めてもらうと――短期的には自信がついて、動機づけにさえなるかもしれません。しかし、ご指摘の通り、過剰な賞賛は不健全で誇大な認識を引き起こす可能性があります。さらに重要なのは、そうした称賛がストレスを引き起こすメッセージにもなるということです。つまり、「周囲からの理解や慈しみを継続的に獲得しなければならない」というメッセージになります。

　それに対して、基本的な善良さをミラーリングするときは、慈しみと気づきの普遍的な資質がその人の中に表われていることを認識しています。変化するどのような能力も超えた真の「その人」をミラーリングしているのです。このメッセージは、自我を誇大に膨らませるどころか、繋がり合った命に帰属しているということを実感させ、そこからより大きな全体の一部だと知ることで得られる平穏を授けます。

　自分の人生を振り返ってみると、この違いを感じることができるでしょう。私は、長年の経験から、「良い自己」がたとえ何を達成しても、自分には価値がないという催眠状態が解消されないことに気がつきました。しかし、自分の基本的な善良さを思い出すとき、つまり、慈しみに満ちた繋がりやプレゼンス、畏敬の念や感謝の念を感じるとき、自分の価値はもはや問題ではなくなります。私はありのままの自分でくつろいでいます。

真の自己は、表面の波が変わっていく海のようなものだと考えるとよいでしょう。自分が海であることを知っていれば、波を恐れる必要はありません（自分が海であることを忘れてしまうと、毎日船酔いすることになります）。その人の基本的な善良さ、つまり海的な性質を理解できるように助けても、注意を向ける必要がある表面の自我の波が見えなくなることはありません。むしろ逆で、私が何度も見てきたように、自分の基本的な善良さに自信を持つことができれば、痛みや他者と切り離されることの原因となるものにＲＡＩＮのマインドフルネスと思いやりとで接するために一層力を注げるようになります。

第10章　思いやりのRAIN

慈しみを探し求めるのではなく、慈しみに対して自分の中に作ってしまった全ての障壁を探し出すだけです。

ルミ

私を助けるためにここに来たのであれば、あなたは時間を無駄にしています。しかし、あなたの解放が私の解放と結びついているのであれば、一緒に取り組みましょう。

一九七〇年代、クイーンズランド州、
アボリジニの活動家グループ

長期の囚人で瞑想家でもあるジャービス・ジェイ・マスターズがサン・クエンティン刑務所の運動場にいるときに、カモメが水溜まりに舞い降りました。ジャービスが見ていると、体格のいい若い囚人が石を拾ってカモメに投げつけようと身構えました。些細なことで暴力沙汰になることもあるので、運動場では「他人の行動には干渉しない」という暗黙のルールがありましたが、ジャービスはすぐに腕を上げて若者を静止しました。怒った若者は「何をするんだ?」と叫びました。周囲の受刑者たちは喧嘩になると思いました。しかし、ジャービスは、「あの鳥には私の翼がある」と自然に答えました。若い方の男は何かをつぶやきながら首を横に振りましたが、なぜか緊張は解けました。それからかなりの間、受刑者たちがジャービスの元にやってきて、「あれはどういう意味だったんだ?」と尋ねました。

私たちの中には、ジャービス・マスターズが何を言いたかったのかを理解できる何かがあります。人であれ、犬であれ、お気に入りの植物であれ、鳥であれ、自分以外の生命に深い注意を払うと、その生命が自分の一部のように感じられてきて、自分にとって重要なものとなります。私たちはみな同じ翼を持ち、心から自由に生きたいと願う気持ちを共有しているのです。しかし、私たちは催眠状態にも慣れてしまっています。何かに没頭したり、決めつけたり、脅威を感じたりすると簡単に距離を置くようになり、知らない人や自分とは異なる人の場合はとくにそうなります。

催眠状態に陥ると、他者が自分と同じように主観や感情を持つ存在ではなく、「非現実の他者」になります。催眠状態では、洪水で流された家、追い返された難民の家族、薬物の蔓延での新たな死、若い同性愛者の自殺など、苦悩に満ちた日々のニュースを読んでも、被害者が現実の人生を生きているということを本当の意味で認識していません。「ひどいことだ」、「神のご加護がなければ私も不幸な目に遭っていただろう」などと言って、それまで追われていた雑事にただ戻るかもしれません。

もちろん、見知らない人だけが「非現実の他者」になるのではありません。ストレスや反射的な反応が強ければ強いほど、最も大切だと思っている人さえも非現実的になりかねません。その人の基本的な善良さを感じ取れなくなることがあるように、その人の傷つきやすさから自分自身を守るために心を閉ざしてしまうことがあります。その人の傷や恐怖に対して無感覚になってしまうと、温かさや優しさで応えることができなくなります。

しかし、私たち一人ひとりには、「あの鳥には私の翼がある」という精神であらゆる存在を包む力があります。このことを認識すると、真に心を開いていることに幸せを感じるようになると同時に、私たちに地球を癒やす力があるという希望も生まれます。この章では、R

ＡＩＮで目覚めたラディカル・コンパッションが「非現実の他者化」の催眠状態を解消する様子を探ります。

「非現実の他者」の進化論的必然性

「非現実の他者」を認識する深い条件づけは、生存のために生まれてきました。何百万年もの間、私たちの祖先は小規模な孤立した集団で生活していました。そうした環境では、馴染みがあることは安全を意味し、見知らない人は誰でも脅威となる可能性がありました。こうした集団は自分たちを「人々」、あるいは「人間」と呼んでいました。集団にとって、他の集団は「人間以下」の憎むべき、あるいは恐れるべき敵と見なされました。そして、自分たち「人々」は他とは違っていて、より優れた存在であると考えたため、他の集団を攻撃したり、暴力を振るったりすることに躊躇がありませんでした。人間でなければ、傷つけてもいい、盗んでもいい、奴隷にしていい、殺していいと考えました。

ところが、今から約七万年前に人間は認知革命を迎え、言語やコミュニケーション、共同作業の能力が飛躍的に高まりました。内的には、脳の急激な発達と相関して、前頭前野の能力が最高点に達し、マインドフルネスと理性、共感と思いやり、そして生存脳の反射的な反応を落ち着かせたり調節したりする力を持つようになりました。

認知革命によって人間社会どうしのコミュニケーションが促進されたことで、進化的に重大な道筋が開かれました――相互に依存するグローバルなコミュニティに向けて発展し始めたのです。それでいて、私たちの脳の最も原始的な部分では、「非現実の他者」が存続していて、今では私たちの生存に不利に働き、退行的で有害な催眠状態へと誘惑します。「非現実の他者」は、制度化された人種差別や階級差別、難民やその他の疎外された人間への迫害、人間以外の動物への想像を絶する冷酷さ、戦争、そして地球の生態系のマインドレスな破壊を助長します。

しかし、生存脳が「非現実の他者」の催眠状態を持続させていたとしても、私たちの進化した前頭前野がそれを元に戻す手段を授けてくれます。個人としても社会としても、自分を「線よりも下」に追い込んでいるバイアスを認識する能力が私たちにはあります。ひとたびそうした偏見をしっかり意識すると、私たちは目覚めた包括的な心で対応できるようになります。

内省：潜在的バイアスを「線よりも上」に引き出してくる

「潜在的バイアス」とは、私たちが社会的に条件づけされている内容に応じて個人や集団をステレオタイプ化する無意識または半意識的な方法を指す科学用語です。以下の内省は、罪悪感や自己批判の材料としてではなく、自己理解を深める機会として考えましょう。

以下のグループの人々を思い浮かべましょう。

- あなたとは異なる人種の人たち
- 異なる民族または国籍の人たち
- 異なる宗教の人たち
- 異なる性的指向の人たち
- 異なる性自認の人たち
- 異なる能力の（障害がある）人たち

●異なる社会階層の人たち
●異なる政治的見解の人たち

可能でしたら、それぞれのグループについて、知っている人を何人か思い浮かべましょう。その際に、微妙な決めつけが心に浮かんだら誠実に注意を向けましょう。彼らはあなた自身と比べて知性や倫理観、魅力、慈しみ、スピリチュアリティ、能力の点で劣って（または優れて！）いますか？　あなたの子どもや身近な人が、こうしたグループの人と交際し始めたと想像してみましょう。頭でのバイアスの表れ方よりもわかりやすいかもしれないので、体の中で起きる反応に注目しましょう。内省しながら、次のことにも注意しましょう――そのグループが何らかの形で悪い、間違っている、害を及ぼしていると非難したい思いがありますか？

潜在的バイアスの実験をした心理学者や神経科学者は、潜在的バイアスが自分の属するグループの能力や価値にまで向けられることがあることを示しています。

アパルトヘイト撤廃の活動でノーベル平和賞を受賞したデズモンド・ツツ大主教は、自身の発見について印象的なエピソードを語っています。

世界教会協議会で働いていたときにナイジェリアに行った際、ジョス行きの飛行機に乗ることになった。ラゴス空港に行って飛行機に乗ったら、コックピットにいた二人のパイロットが両方とも黒人だった。とても嬉しかったよ。ほら、黒人には飛行機の操縦ができないと言われていたのでね、とても素晴らしいことだった。そして、滑らかに離陸したあとに、まあ、激しい乱気流に遭遇したわけだ。ひどく、怖かった。そのときに何が起きたと思う？　自分でも信じられないことに、最初に頭に浮かんだのは、「おい、あのコックピットには白人がいないじゃないか。あの黒人たちにこの乱気流が切り抜けられるのか？」という考えだった。当然、彼らがちゃんと切り抜けたから私は今ここにいる。でもそれでわかった大事なことは、南アフリカであの白人たちに黒人は「劣等生だ」、「無能だ」と言われ続けて、私自身のどこかにその考えが宿るところまで、知らないうちに損なわれていたことだ。

初期のマインドフルネス研究者たちは、マインドフルネスの実践がもたらす重要な影響の一つは、思考が自動的に処理されにくくなることだと主張しました。この考えは、マインドフルネスの実践が年齢や人種に対する潜在的バイアスを減らすというより最近の研究結果によっても裏付けられています。例えば、「黒人は悪い」、「年寄りは悪い」という関連づけがあるとします。マインドフルネスはそうした関連づけを緩め、関連づけをしていることに自分で気づいて疑問を持つことを可能にします。そうすると、社会的に条件づけられたバイアスによる歪みが少ない状態で、有色人種や高齢者をよりはっきりと見ることができるようになります。そこから、私たちはお互いに共通の傷つきやすさや共通の帰属を、妨げられずに認識できるようになります。

自分の条件づけを見直すことは、他の人々に対して持っているかもしれない先入観の全てを見直すことにも繋がります。また、人間以外の動物から切り離されていると感じたり、人間のほうがそれ以外の動物よりも本質的に価値があると感じたりする傾向にも影響を与えます。

今から二十年以上前、私はブルーリッジ山脈で春のリトリートを指導していたときに、このような優越性の前提から目が覚める経験をしました。瞑想センターの近くには大きな農場があり、早朝の座禅をしていると、最近仔牛を連れ去られた母牛の悲しい鳴き声が聞こえてきました（食肉・乳製品産業では、農家は仔牛をできるだけ早い時期に母牛から引き離して再び母牛を妊娠させるのです）。どの哺乳類も、母と子の間に深い絆がありますが、そのとき初めて、私はそうした母牛と仔牛の耐え難い痛みを想像することができました。他の参加者たちも同じでした。そこで私たちは毎日の心の瞑想に母牛や仔牛を取り入れるようになりました。巨大産業化された畜産業によって引き起こされる膨大な苦しみの現実に、そのときも、それからあとにもますます触れたことで、私は植物由来（ヴィーガン）の食生活を送るようになりました。

ＲＡＩＮのステップでは、他の生物に対して心を閉ざしてしまう「非現実の他者化」を認識して緩めることができます。ＲＡＩＮのマインドフルネスは、「『あなた』として生きるのは、どのような感じ？」と問い掛け、真の理解を深めます。ＲＡＩＮの思いやりによって、私たちは「その鳥には私の翼がある」という心で他者に対応できるようになります。

他の存在を心に受け入れる：〈認識〉と〈許可〉

他の存在に目を向け、その瞬間に彼らに起きていること――気分、感情、エネルギーのレベル、自己表現の方法、外見など――を〈認識〉しようと意図するときに、私たちはRAINの最初のステップを実践しています。そして、最初に注意を引かれたものが何であれ、立ち止まってそれを〈許可〉します。決めつけずに包み込むのです。

私が最近見たビデオが、〈認識〉して〈許可〉することの影響を美しく伝えています。「国境を越えて見る（Look Beyond Borders）」と名付けられたこのビデオは、研究の一環として二〇一六年に制作されたもので、ヨーロッパに到着した何百万人もの難民のうちの数人と、その人の受け入れ国の人とを組み合わせてペアにしています。ビデオの中でペアたちは向き合って座り、四分間、お互いの目を静かに見つめるよう求められます。最初は緊張した笑顔が見られ、笑い声や涙が見られます。それから、沈黙のあと、カメラは向き合ったシリア人男性に語り掛けるベルリン出身の女性に焦点を当てます。「ここで独りですか？　それとも家族と一緒ですか?」。「独りです」と男性は穏やかに答えます。そして間を置いてから、「それが人生です。良いときもあれば、悪いときもある」と付け加えます。そして時間が終了します。二人は立ち上がって強く抱き合います。このとき、二人はお互いに「現実の他者」になっていました。

これこそが〈認識〉して〈許可〉するときの、決めつけないマインドフルなプレゼンスの力です。しかし、実践していて決めつけが実際に心に浮かんできたらどうでしょうか？　そうしたときは、そのことで自分を批判し始めるのではなく、ただＲＡＩＮを自分の内側に向けましょう。決めつけているその思考を〈認識〉して〈許可〉し、そのエネルギーを〈調査〉して体の中に感じ、何を見つけても気遣います。

「これはただの思考だ」と理解することで、ＲＡＩＮの次のステップへの道が開け、決めつけを劇的に緩めることができる〈調査〉へと進めるようになります。

内省：相手の目を見つめる

これは催眠状態を解消するためのトレーニングとして私が見つけたものの中で最も価値のある一つです。パートナーや家族、友人など、一緒にやってみたいという人がいたら試してみましょう。

膝が触れない程度の距離で向かい合って座り、目を閉じます。何度か深呼吸をして、緊張している部分をリラックスさせ、気持ちを落ち着かせて「今、ここ」にいる状態になります。柔軟で決めつけない注意を相手に向け続けるというお互いの意図について考えましょう。一分ほど経ったら目を開けます。そこから五分間、座ったままでお互いの目を見つめます。どのような経験が生じても、ただ〈認識〉し〈注意を向け〉、〈許可〉し、あるがままにします。五分が経ったら、それぞれが経験したことを共有する時間を取りましょう。

他者に向ける注意を深める：〈調査〉と〈育成〉

ルビー・セイルズは、公民権運動の経験者であり、人生を通じて精神性に基づいたコミュニティの形成に焦点を当てた社会活動に従事してきました。そのルビーが、クリスタ・ティペットとの素晴らしいインタビューの中で、人生の道筋を変えるきっかけとなった出来事について語っています。

ある朝、ルビーが美容室で髪を整えてもらっていると、美容師の娘が外から帰ってきました。夜通し路上で荒っぽい活動をしていたことが明らかで、疲れ果て、体は傷だらけで、薬物が回った状態でした。娘を見て、ルビーは突然そうしなければならないように思えて、素朴に「どこが痛む？」と尋ねました。その言葉を受けて、娘の中に溜まっていた長年の心の痛みが溢れ出し始めました。娘は子どもの頃から性的虐待を受けてきて、心に傷を負っていました。そのことを、実の母親にも知らせず、全てを心にしまっていました。娘の話を聞きながら、問題に取り組むためのもっと大きな方法が必要だとルビーは認識しました。私たちがこの世界を生きるときの内面に注意を向ける方法で、痛みの根っこを掴んで本物の理解を呼び覚ますことが必要でした。

「どこが痛む？」。今日では、ルビーが人種差別について語るときには、有色人種の痛みだけでなく、彼女が「白人の精神的危機」と呼ぶものにも焦点を当てています。ルビーは「四十五歳の若さで死を目前にしながら、白人の権威がかつてよりもはるかに低くなってしまったために自分たちが根絶やしにされようとしていると感じているアパラチア地方の人」や「人生に意味はないという考えからヘロイン中毒になっているマサチューセッツ州の白人たち」について語っています。ルビーは、敵とみなされるかもしれない人たちさえ理解し、気遣おうとする慈しみの神学の必要性を訴えています。

〈調査〉は傷つきやすさを見えるようにし、そこから自然に〈育成〉へ繋がっていきます。「どこが痛む？」、あるいはより広く「『あなた』として生きるのは、どのような感じ？」と問い掛けることで、反射的な生存脳が静まり、共感や理解、気遣いの心が呼び起こされます。公民権を主張する弁護士であり、社会活動家であり、シーク教徒でもあるヴァラリー・カウルにとって、この問い掛けは九・一一テロ以降に特に強いものとなりました。ツインタワーが倒壊したあと、ヘイトクライムで最初に殺されたのは、ヴァラリーにとって叔父のような存在だったシーク教徒でした。犯人は愛国者と自称する男で、復讐のために「タオル頭たちを撃ちに行く」と言っていました。

ヴァラリーはショックを受け、恐怖を感じました。彼女にはシーク教の伝統的なターバンを巻いた幼い息子がいて、その命が心配だったのです。「黒人が犯罪者、女性が財産とみなされるのと同じように、息子もテロリストとみなされている」とヴァラリーは言いました。その恐怖の中で、ヴァラリーはこの殺人事件に対してどのように対応するのが最善かを深く考えました。次第に、今感じている痛みが「非現実の他者」への怒りへと変わってしまうことは避けたいと思っていることを認識するようになり、取り組んでいく際に指針となる二つの質問が表れました。

これまでにまだ慈しもうと試みていないのは誰だろう？

その人たちの傷に思いをめぐらし、気遣うことができるだろうか？

ヴァラリーは〈調査〉と〈育成〉に注意を向け変えていました。叔父と言ってよいその人の殺害から十五年後、ヴァラリーは刑務所にいる犯人のフランクに連絡を取りました。通話開始早々、フランクはヴァラリーの叔父と九・一一で亡くなった人々の関連性をほのめかしました。ヴァラリーは落ち着きを失わないために努力が必要で、フランクを理解しようとするのが自分の深い意図だということを思い出さなければなりませんでした。そして、ある時点で、ヴァラリーは、なぜフランクが自分と話すことに同意してくれたのだろうと、声に出して不思議がりました。そのとき、フランクはこう言いました。

「申し訳ないことをしたと思っている。……いつか天国で神の裁きを受けるとき、神に頼んで彼（ヴァラリーの叔父）に会わせてもらい、抱きしめて許しを請うつもりだ」

現在、ヴァラリーはアメリカ全土で講演し、社会的・経済的正義に向けた共同作業の基盤となる慈しみを広めようと活動しています。ヴァラリーは社会活動を出産に例えています。痛みの中を通すように呼吸することが重要な第一歩となります。ここでヴァラリーは、マインドフルで決めつけないプレゼンスへと私たちを導いています。それは、あるがままの状態を理解して心を完全に向けようとするプレゼンスであり、〈調査〉と〈育成〉を通して他者たちに思いをめぐらせ、その人たちの心の傷に寄り沿って気を配ることを意味します。それができて初めて、エネルギーを効果的に振り向けて、根本的な変化を起こせるようになります——世界に新しい命を押し出すためにいきむのです。ヴァラリーは、活動の目標を引き続き個人としての自分と強く結びつけた方法で表現しています。「いつの日か、あなたは私の息子を自分の子どもと理解するようになり、私がいないときには守ってくれるようになるでしょう」

RAINの実践：人種間の格差と向き合う

慈しみはしばしば困難な取り組みであり、対立しているときには一瞬にして生存脳に支配されてしまう場合もあります。私は、そのことを数年前に身をもって知りました。さまざまな文化のメンバーから成る地元グループのミーティングでのことです。あるとき、私は自分の深刻な健康問題について率直に話し、ミーティングの頻度を減らしたいと説明していました。ところが次の瞬間、アフリカ系アメリカ人の友人のコメントに傷つき、怒り、呆然としていました。友人は、私の申し出に対して静かな怒りで答えたのです。「がっかりだわ……このグループに対するあなたの思い入れは信頼できないわね」。私たちはお互いに動揺して心が離れたままミーティングを終えました。

なんて無神経なの？　このグループが私にとってどれほど大切かくらい、知らないのかしら？　私が何年も前から白人の特権の問題や人種的不正義に取り組むグループにたくさん参加してきたのを知ってるじゃない？

その日のもっとあとになっていくらか静かな時間ができたときに、私は自然にＲＡＩＮを始めました。まず、自分の反射的な反応に目が向きました。「傷ついている」、「怒り」という気持ちがあることをすぐに〈認識〉して〈許可〉しました。〈調査〉してみると、私の中には裏切られたという感覚がありました。傷つきやすさを顧みず、グループを信頼して自分の健康について話したのに、乱暴に扉を閉ざされたのです。私の中には「友人は理解してくれていない、私のことはどうでもいいんだ」という信念がありました。続いて、〈育成〉に移りました。胸に手を当て、傷ついた箇所を通すように息を吸って吐き、心の中で「大丈夫よ」とささやきました。この慣れ親しんだプロセスで、気持ちが落ち着いて、ゆとりがいくらかできました。ところが、友人にＲＡＩＮを向けようとすると、ずっと大変でした。彼女が動揺していることを〈認識〉して〈許可〉することはできましたが、〈調査〉は実を結びませんでした。

一週間後、行き詰まりを感じていた私は、別の友人（同じく有色人種の女性）にグループのメンバーがなぜあんなに怒っていたのかを理解するための助けを求めました。理解しようと努力したけれども、彼女がなぜあのような反応をしたのかがどうしても掴めないと伝えました。その友人はこう言いました。「タラ、あなたにとっては、ミーティングの間隔をいくらか長くしようとしているだけのことだったわね。あなたは白人だから、こうしたミーティングはあってもなくてもあまり変わらない。でも、彼女のような状況にあるアフリカ系アメリカ人女性にとっては、生きるか死ぬかの問題に感じられるの」

一瞬にして、私の気づきは変わりました。私は、刑務所にいる孫が心配だと友人が打ち明けてくれたときのことを思い出しました。また、街で人種差別に基づく暴力の対象になっている全てのアフリカ系アメリカ人男性の母親のように感じているという力強いメッセージをブログに投稿していた友人のことも思い出しました。私たちのミーティングは、彼女が人生をかけて取り組んできた人種差別を是正するための大きなプロセスの一部であり、グループのメンバーは彼女が信頼して期待してきた友人や同盟仲間だったのです。そして今、一人の白人が、そこまでエネルギーを注げないと言って彼女を精神的に追いつめたのです。それだけではなく、私は白人として力があり、人種差別撤廃活動においてリーダーシップを発揮することが求められている立場でした。

このとき、私の心は一気に開かれました。友人のアフリカ系アメリカ人女性としての経験が、私にとってより本物になったのです。

スピリチュアルなコミュニティの中には、「私たちは本当は一つです」という信念を掲げて人々の間の違いを軽く扱う傾向がみられるものもあります。そうとも言えるかもしれません。しかし、（有色人種のように）周辺へ追いやられてきた人々は、多くの白人が知っているよりもはるかに困難な世界で生きています。そのことを、私は、細胞の一つ一つに押し込むようにして本当に掴む必要がありました。街頭で命を落としている若い黒人男性たちを友人がどのように捉えているのか――「彼らは私の息子たちだ」――を胸にしっかりと刻む必要がありました。また、常に一筋縄ではいかない人種的な癒やしの取り組みを一緒に続けてくれることを白人に期待できないのがどんな気持ちなのかも。

数日後に友人と話をしたとき、あの日の私たちの対立を彼女がどのように経験したのかについて、今度はしっかりと「今、ここ」にいるプレゼンスのもとで耳を傾けることができました。友人もまた深く考えていて、私の視点から理解することができ、気遣いを表現してくれました。お互いに衝突で傷つきましたが、関わり続けて注意を深めようと思うことで、友情が深まりました。

それからの数か月間、違いに注意を払ううちに、私は別のことを「線よりも上」で意識するようになりました。あとから考えると、あのとき友人と衝突したことで、私の中に、人種差別をなくすために白人として十分なことをしていないという強い罪悪感が引き起こされたことが自分でわかりました。

私が白人であるという気づきは、肌の色に付随する前提や特権に目覚める継続的なプロセスになりました。私は、どこの店に入っても、この人は犯罪を犯すかもしれないという目で見られません。どこの地域にでも家が買えます。また、応募資格を満たしていれば仕事に就けるチャンスが大きく、当たり前のように丁寧でしっかりとした医療を受けられます。また、いくらか微妙なことかもしれませんが、グループミーティングのスケジュールを変更したほうが都合がよいと思ったときには、私はただ希望を言うだけですみます。これは白人だからできることで、力を持つ人間として、疑問に思ったことのない特権でした。

白人性に目覚めた頃、私は夫のジョナサンと休暇を取りました。ある日の午後、私たちはビーチから少し離れたところにある小さな島まで泳ぐことにしました。沖に泳ぎ出ていくことは喜びでした。腕の動きは自信に満ちてゆるぎなく、疲れを知らない優雅な気分でした。ところが、帰りは違いました。私はすぐに疲れてしまい、ようやく戻って来たときには、喉が渇き、疲れ切って、謙虚になっていました。行くときは海流が私を島まで運んでくれ、帰るときには同じ海流が泳ぎを妨げることに気づかなかったのです。この海流は白人優位の文化と似ていました。同じ社会ではあっても、白人にとっては考えられないほど生活しやすい一方で、有色人種にとっては非常に困難なものとなるのです。

内省：「私は現実のこの人が見えているか？」

私たちがどのようにして「非現実の他者」を作り出してしまうのかについて考えてきました。「非現実の他者化」の習慣を、特にストレスを感じているときには、身近な人たち、つまり、兄弟や子ども、母親、友人、職場の同僚などにも当てはめてしまうということを認識しておくことが重要です。日頃私たちは、なんとか「その日を乗り切ろう」としています。そうしたときに、周囲のその人たちは事態を悪化させたり改善したり、あるいは私たちの関心事とは無関係なささいなことをしたりしています。私たちは、「今、ここ」にいません。心が閉じています。プレゼンスと思いやりを持ってよりしっかりと関わりたいのであれば、「非現実の他者」を見ている習慣的な催眠状態を、「線よりも上」の意識的な気づきへと引き上げる必要があります。出発点は、日常の出来事にもっと注意を払うことです。

何度か深呼吸をして、体の緊張をほぐし、「今、ここ」のプレゼンスに入りましょう。今日一日、あるいはここ数日を振り返りましょう。一緒に過ごした人のことを思い出します。その人の気持ちをどれほど感じ取ることができていたかに興味を持ちましょう。その人はどれほど「現実」に感じられましたか？　一緒にいるときに、次のことにあなたの注意は向いたでしょうか？

- その人の気分
- その人の体の調子
- あなたが接したときに、その人にとって重要だったこと
- その人が心配または不安に思っていたこと

●その人があなたに対してリラックスして、落ち着いて、心を開いていたか
●あなたに対して緊張していたり防衛的だったりしたか
●交流しているときに、その人にとって困難なことが何かあったか

決めつけずに〈調査〉し、気づきを深めながら、振り返っているその人があなたの中でより多面的で興味深く、現実の存在になってくるかどうかに注意を向けましょう。また、その人に対するあなた自身の心の反応にも注意を向けましょう。最後に、近いうちに一緒に過ごす予定の人のことを考えるとよいでしょう。その人と会ったときに、最初に「『あなた』として生きるのは、どのような感じ？」と質問することを想像しましょう。あるいは、その人が困難を抱えているのなら、「どこが痛む？」でもよいでしょう。

思いやりを提供し過ぎることはあるか

でも、あなたは今、高いハードルを感じているかもしれません。「私はすでにとても敏感になっています。これ以上他の人たちの痛みを受け入れたら、圧倒されてしまいます」と言

われることがよくあります。「コンパッション疲労」について頻繁に聞かれます。あまりに多くの苦しみと接しているうちに疲れ果ててしまうのです。

確かに、特に社会活動家や支援職に就いている人の中には燃え尽きてしまう人が少なくありません。しかし、おそらく本当の原因は「思いやり」ではなく「共感」といえるでしょう。共感は、他者の感情を感じたり、他者の立場に立って物事を考えたりする能力です。しかし、そこには罠があります。他者の苦しみに心を痛めすぎると、その人を助けるための認知的・感情的資源を持てなくなるかもしれません。

思いやりは共感から始まりますが、思いやりにはマインドフルネスという重要な要素があり、痛みと融け合ってしまったり同一化してしまったりすることから私たちを守ってくれます。共感だけでは燃え尽きてしまいますが、マインドフルネスと、思いやりに本質的に伴う気遣いとが、回復力や繋がり、そして行動力を育みます。

神経科学者たちは共感と思いやりの二つの状態が脳内で処理される際に明らかな違いがあることを測定しています。共感は、感情や自己認識、痛みに関連する領域を活性化します。一方で、思いやりは気遣いや育成に関連する領域や、学習や意思決定、脳の報酬系と繋がる領域を刺激します。さらに、性行為や子どもを養育する際に分泌される「絆ホルモン」のオキシトシンの分泌も促進します。思いやりによって、温かさと繋がりを感じ、エネルギーが高まって、効果的に援助できるようになるのです。

RAINで思いやりを育む

私たちの瞑想コミュニティのメンバーのミッチにとって、父親がアルツハイマー病になったことに伴って最もつらかったのは母親の苦しみでした。母親は、「数え切れない死を延々と経験しているよう」とミッチに話しました。ミッチは兄弟の中で唯一近くに住んでいたので、定期的に両親を訪ねていました。父親の混乱が深くなるにつれて、ミッチはマンションにある両親の狭い部屋で義務的に過ごす時間に、とても気が重くなり始めました。ときどき母親の孤独と絶望がミッチの中にも溢れてきて、帰るときには気持ちが圧倒され、疲れ果て、無力感に襲われることもありました。しかし、同じくらい頻繁に、特にストレスや忙しさを感じているときには、ロボットのように冷たく、よそよそしい気持ちになっていることもありました。どちらにしても、ミッチは両親としっかり向き合っていないことへの罪悪感でいっぱいになりました。

丸一日のワークショップで、ミッチは自分のつらい複雑な感情に対してＲＡＩＮを実践してみました。その日は小グループで体験を共有することから始まり、ミッチは自分が知っている父親を失おうとしている悲しみ、母親の悲しみ、そして「底なし沼に引きずり込まれるようで、そこにいたくない」と考えてしまうことの罪悪感について話しました。

グループのメンバーがそれぞれにＲＡＩＮを実践し始めると、ミッチは自分の中にある共感的な苦痛——母親の気持ちをひしひしと感じることと、圧倒されたり引きこもったりする自分の反射的な反応——を〈認識〉してそれを〈許可〉することに集中しました。そして時間をかけて、恐怖、悲嘆、罪悪感、無力感などの感情にマインドフルに名前をつけ、それぞれの感情がそこにあることを〈許可〉しました。

マインドフルネスによって、〈調査〉を深めることも可能になりました。自分はダメだという感覚が体に表れる様子を発見し、胸が締め付けられ、腹部がねじれるような感覚をしっかり感じました。この感覚の強さを観察しつつ、〈育成〉に移って、「大丈夫、息を吸って、リラックスしよう」とささやきました。このとき、ミッチは、最近の訪問で特に動揺したときのことを思い出しました。その日、母親は、パジャマで外を出歩いたことについて父親を怒鳴ったあと、自責の念に駆られて泣き崩れました。ミッチは、その瞬間に自分のなかに無力感とその場にいたくないという思いがあったことを、恥ずかしく感じていました。

再び、ミッチは「大丈夫、息を吸って、リラックスしよう」というメッセージを自分に優しく送り、それを何度か繰り返しました。すると、心の中にあった深いわだかまりが緩んで、心に広がりが少しできました。続いて、泣いている母親を抱きしめている自分の姿のイメージが浮かびました。ミッチは優しく母を抱きしめていて、しばらくすると、この慈しみに満ちた心の広がりは父親も包み込んでいました。後日、ミッチは私にこう言いました。「この数か月間、状況にあまりに動揺していましたが、やっと、両親のことを素朴に気遣うことがいくらかできました。初めてのことでした……ただただ気遣いました」

あなたにも、誰かの苦しみがあまりに心配だったり、圧倒されていたり、反射的に反応していたりして、そのために純粋に気遣う心の広がりがなかった経験があるかもしれません。そうしたときに、ＲＡＩＮは心の優しさを取り戻す助けになるでしょう。

RAINは共感を思いやりに変える

〈認識〉　誰かに共感することであなたの中に生まれたつらい気持ちや反応にマインドフルな注意を向けられるようになります。恐怖や悲嘆、罪悪感、羞恥心、嫌悪、怒り、まひした感じ、締め付ける感じなどがあるかもしれません。

〈許可〉　気持ちとの同一化が緩み、心が広がって、反射的に反応するのではなく、気持ちを観察できるようになります。

〈調査〉　次に共感による感情が体の中にあるその部分へ優しく問い掛け、より直接的に触れることで、優しさと気遣いが自然に生まれます。

〈育成〉　自分自身と苦しみを経験している全ての人たちへの気遣いを感じ、表現することで、完全な思いやりが現れます。

〈RAINのあと〉　この思いやりに満ちたプレゼンスの中で休みながら、自分の心の自然な寛容さや輝き、優しさに馴染んでいきます。

〈RAINのあと〉に心を開いて気遣えるようになったことで、翌日にミッチが両親を訪ねたときの様子が大きく変わりました。ミッチはすぐに、母親が陥っている苦境に心を打たれました。今ではミッチには拠り所にできるRAINの実践がありましたが、母親は、一日中一人で圧倒されるような気持ちを抱え、ミッチが提供できる以上の精神的サポートを必要としていました。また、父親の世話をするための日々のサポートももっと必要でした。それからの数週間、ミッチは、母親をアルツハイマー病のサポートグループに参加させたり、パートタイムの介護サービスを導入したりすることに力を注ぎました。私たちと同じように、ミッチの母親も、気遣いのあるコミュニティに属していることを実感して、悲しみや喪失感を抱えるのを支えてもらう必要がありました。また、ミッチ自身が圧倒される感じや罪悪感の中で身動きが取れなくなることが減るにつれて、ミッチの両親への対応がどんどん素朴で明確になっていきました。両親の苦しみに心が痛むままにし、気遣いを込めて対応することができるようになりました。

思いやりを呼吸のようにイメージすると役立ちます。息を吸い込むように、自分や他者が感じていることをマインドフルに感じて、それと繋がる必要があります。そうした感情の現実に完全に触れなければ、プレゼンスはなく、思いやりを発揮することもできません。また、息を吐くように、気遣いを積極的に表現して、慈しみ慈しまれていると感じるときに生まれるより大きな広がりと繋がるのです。人間の感情の強さを受け止めることができるのは、心の広がりの広大さだけです。

この真理を体現しているのがチベットの慈悲の修行法「トンレン」です。トンレンとは、字義通りに「取り込み、送り出す」という意味で、息を吸うときにはマインドフルに苦しみを取り込み、息を吐くときには気遣いを送り出します。RAINと同様に、「トンレン」は気づきの二つの翼――苦しみの現実にマインドフルに触れ、育成するために積極的に表現する――を育みます。

その鳥には私の翼がある……本当の意味で

思いやりのように見えて、憐れみに過ぎない場合がよくあります。もしもジャービス・マスターズが「ああ、鳥がかわいそうだ」と思ったとしたら、それは憐れみです。憐れみを感じるとき、私たちはその人とは区別されて、その人よりも上の位置にいます。その人を気の毒に思い、助けたいと思っても、その人が「自分とは別」であることに変わりはありません。真の思いやりを感じるとき、私たちはその人の経験を、人間として共通の傷つきやすさとして感じます。助けたいという気持ちは、「良いことをする」ことではなく、むしろ自分の体の傷を治療するようなものです。この章の冒頭で紹介したアボリジニの活動家グループの言葉を借りれば、「私を助けるためにここに来たのであれば、あなたは時間を無駄にしています。しかし、あなたの解放が私の解放と結びついているのであれば、一緒に取り組みましょう」となります。真の癒やしは、相互に関わり合う知恵から生まれます。

ペルーの困窮者のための老人ホームでボランティア活動をしていたフィルという青年は、あるとき、股関節の骨を折った老人と一緒に救急室で何時間も待つことになりました。フィルは、老人の話し相手をしてあげることぐらいしかできず、痛みを和らげられないことに無力さを感じていました。そうしているうちに、誰かが老人に小さなパンを一つ渡しました。老人はすぐにそれを半分ちぎって、フィルに渡そうとしました。驚いたフィルはそれを受け取ろうとしませんでしたが、老人はパンをフィルの手に押し付け、食べるようにと身振りで促しました。食事を分け合うことで喜んでいるらしい老人の様子に、フィルは戸惑いながらも、謙虚な気持ちでパンを食べました。

この経験は、フィルの「思いやり」に対する理解を大きく変えることになりました。二人でパンを食べているとき、老人はもはや、助けてもらう受動的で不幸な人という「非現実の他者」ではありませんでした。そして、フィルも、何か良いことをしている特権的な支援者ではありませんでした。二人はそのときの状況の中に一緒にいて、二人の人生は、お互いへの気遣いと帰属意識とで結ばれていました。

スピリチュアルな道には鍛錬や困難が伴うと想像しがちです。確かに、思いやりにはトレーニングが必要です。以下に紹介する瞑想のように、私たちは思いやりを永続的な特性として意識的に身につけようとしています。それでいて、思いやりは私たちが進化によって獲得し、潜在的に持っている力です。そのため、それを強める方向に進めば進むほど、故郷に戻るような感覚を覚えるはずです。ラディカル・コンパッションは私たちの存在の根源から湧き出てくるものです。この源泉からの恵によって生きているとき、自然に、「あの鳥には私の翼がある」の知恵で周囲に対応することができます。

瞑想：思いやりのRAIN――「『あなた』として生きるのは、どのような感じ？」

この瞑想を行うことが適さない場合もあります。トラウマに関連した恐怖に苦しんでいる、強い抑うつがある、心理的に非常に不安定などでしたら、この実践をすると感情が溢れ出してきたり、身動きが取れない感じがしたりするかもしれません。それでも実践を選ぶときは、圧倒されてしまう感じが途中でしたら、実践を中止してスピリチュアルな講師、セラピスト、信頼できるガイドなどに指針を求めて、癒やしに向かうための最善の方法を見つけましょう。

リラックスして集中できる姿勢で座ります。日頃の緊張を全て手放して、心と体が落ち着くようにします。

少し時間を取り、身近にいる家族や友人を一通り思い浮かべて、困難な状況に置かれているのを知っている人を選びましょう。その人への思いやりを目覚めさせたいという意図と繋がりましょう。

〈認識〉その人が現在抱えている困難を振り返りながら、その人の最も顕著な特徴に気づきましょう。普段の気分、外見の特徴、いつもしている活動、最近交流したときの調子などがあるかもしれません。

〈許可〉その人の生き方、どのように感じているか、どのように自分を表現しているかについて、あなたが受ける感じをそのままにして、決めつけを加えません。

〈調査〉優しさや好奇心、関心を持って、今度はその人の経験についてより深く問い掛けます。その人の心で感じ、その人の視点から世界を見ることを想像します。以下のような質問をして、「『あなた』として生きるのは、どのような感じ？」というテーマを探るとよいでしょう。

人生のどのような状況を最も苦しいと感じますか？
どのような恐怖や失望、または傷を抱えていますか？
自分についてどのようなことを信じていますか？
人生のこの状況、そして、恐怖や傷、怒り、恥などの感情は、あなたの心と体の中でどのように感じられますか？

あなたの内面で、どこが一番傷つきやすいと感じますか？　その傷つきやすい場所は、たった今、何を最も欲しがっている、または必要としていますか？——他者から提供してもらうものでしょうか？　自分自身からでしょうか？

〈育成〉　その人とその傷つきやすさとを心に受け入れたまま、気づきをあなた自身の体全体、そしてあなたの周りの音や空間へと広げていきます。包み込むような心の広がりから、その人の存在を自分の一部として感じ、必要とされているものを提供しましょう。受容してもらうことかもしれません。あるいは抱擁や許し、仲間、理解してもらうことなどかもしれません。また、温かさの流れとして、イメージとして、あるいは言葉で、気遣いのエネルギーを提供することもできます。イメージのなかでその人があなたの気遣いを受け取ってそのまま受け入れ、癒やされ、幸せで元気になった姿を思い描きましょう。

（この瞑想で呼吸法を使ってみたい場合は、〈調査〉するときに息を吸って、その人の経験の現実をあなたの心で感じましょう。〈育成〉するときには息を吐き出しながら、広がりや気遣いなど、必要なものを提供しましょう）

〈輪を広げる〉　今度は、思いやりの「場」を広げながら、同じ苦しみを経験している全ての人を含めます。あなたが思い浮かべている人が喪失で悲しんでいるのでしたら、同じように悲しんでいる全ての人と繋がり、気遣いを提供します。その人が自分はダメな人間だと感じているのでしたら、同じように苦しんでいる全ての人と繋がり、気遣いを提供します。そして、痛みに触れたいとあなたの心が望んでいるのを感じ（息を吸う）、全ての存在に気遣いを提供しながら、「今、ここ」にある慈しみに満ちた気づきの広大さを感じましょう（息を吐く）。

〈RAINのあと〉他者に対する全ての考えを手放して、自分の心とプレゼンスの質に気づきましょう。開かれている感じがありますか？　優しさがありますか？　慈しみはありますか？　何を見つけても、手放して、そこで休みましょう。

実践：日常のなかで思いやる

苦しみに気づいたときには、どこにいても思いやりを実践できます。インターネットを見ているときに、難民の家族についての記事を読むかもしれません。高速道路を運転していて、交通事故を目にすることもあるでしょう。また、アルコホーリクス・アノニマスの会合で、アルコール依存症との闘いを語る人の話を聞くことがあるかもしれません。

その場で、次の素朴なステップを踏むことができます（トンレンの実践方法を参考にしています）。

●立ち止まって、思いやりを持ちたいという意図と繋がりましょう。
●ゆっくりとしっかり呼吸をしながら、苦しんでいる人たちの痛みを静かに吸い込み、その人たちが経験していることを想像し、感じるままにしましょう。
●息を吐きながら、気遣いを吐き出しましょう——その人たちが楽になりますように、また、その人たちが慈しみに満ちた気づきの広がりのなかに包まれますように。
●もし自分で痛みに抵抗している、注意が向いていない、恐れているなどと感じたら、自分自身のために呼吸し、そのあとで可能であれば、苦しんでいる人に再び目を向けましょう。

質問と回答

もっと思いやりがあればいいのですが、実際には自分の問題にかなり巻き込まれています。他人にまで回せるだけの心からの気遣いが、私にはどうしてもないように思えます。

正直なご意見に感謝します。そして、多くの人が同じように感じていることを知りましょう。私が「同心円を描くように思いやりが広がっていく」というイメージをよく使う理由の一つは、私たち自身の人生への思いやりが中心にあることを思い出させてくれるからです。つらい思いをしているときに、自分自身の傷つきやすさを先に気遣っていなければ、完全で賢明なプレゼンスで他者を抱きしめることは難しくなります。

「もっと思いやりがあればいいのに」とあなたは書いています。以前にダライ・ラマが、自分はいつでも上手に思いやりを実践できているわけではないが、思いやりを大切にしている、と言っていたのを覚えています。つまり、たとえ心が開かれていなくても、肝心なのは、私たち誰もがもともと心の奥底では思いやることを大切にしているという点です。ですので、思いやることとは、「あなた」に本質的に備わっていると信じて大丈夫です。

ＲＡＩＮの気遣いに満ちたプレゼンスを、まずあなた自身の困難の痛みに向けて差し出そうと意図しましょう。そして、あなたが経験している最も苦しい気持ち（恐れや傷、自己批判などかもしれません）を〈調査〉して感じ取り、それを体の中に十分に感じましょう。そうすることで本物のセルフ・コンパッションが深まります。自分を〈育成〉して、そこから思いやりの円を広げてみましょう――自分の内面の傷つきやすさの感じと繋がったまま、同じような人生の問題や似た気持ちを経験していそうな人を思い浮かべましょう。その人たちにＲＡＩＮのプレゼンスを広げましょう。彼らの痛みを想像し、心を動かされるままになって、それからその人たちにも〈育成〉を差し出します。この状況の中で一緒にいる様子を感じます――私たちは、本当にお互いの翼を持っているのです！　このようにして円を広げる実践を続けていくと、やがて、私たち全員に対するとても誠実で優しい気遣いが目覚めてくることに気づくでしょう。

「日常のなかで思いやる」の実践を試してみましたが、怒りが湧いてくるか怖くなるかするだけで、次に心を閉ざしてしまいます。どうしたらいいですか？

ここでも、思いやりを外に向けて差し出そうとすると反射的になってしまうのでしたら、それは、先に自分自身の経験に思いやりのＲＡＩＮを向ける必要があるというシグナルです。自分の反射的な反応を〈認識〉して〈許可〉するのに、それほど時間がかからない場合もあります。例えば、自分または別な人の扱われ方に怒りを感じているかもしれません。自分に対する自分自身の振る舞いを決めつけているかもしれません。誰かに攻撃的な態度を取られたときに恐怖を感じているかもしれません。〈調査〉することで、反射的な反応の裏にある傷つきやすさを体の中に感じ取りやすくなり、その後、〈育成〉することで心を落ち着かせ、慰めることができます。先に自分にそうすることで、プレセンスとゆとりの幅ができて、他者の苦悩の現実を感じ取り、祈りと気遣いを捧げられようになるかもしれません。

しかし、セルフ・コンパッションのためにもっと時間が必要な場合は急がないようにしましょう。自分の心に優しさの表現を差し出す回数が増えれば増えるほど、周りの人にも自然に心を開いて気遣うように反応していることに気がつくでしょう。

私は「他者化」をやめたいと思っていますが、白人であることを理由に私を嫌う人たちにどのように思いやりの心を持てばいいのでしょうか？　例えば……私を敵とみなすイスラ

ム教徒や黒人たちがいます。他者化の悪いダンスを踊っているようで、誰も抜け出せないように感じられます。

私たちは皆、社会的に条件づけされています。集団レベルでこの問題に取り組まないかぎり、可能であるはずの真の癒やしを逃してしまいます。

嫌われている、非難されていると感じる人は、まず自分自身の中に湧き上がるもの――他者から標的にされてあなた自身が傷つく感じや怒りかもしれません――を受け入れ、思いやることが大切です。その作業は一人でも始められますが、目覚めようと取り組む白人のアフィニティ・グループがあると、無意識の偏見を理解しようとする思いや、自分たちが共通に受けている条件づけに誠実で気遣いのある注意を向けようとする思いを共有できる熱心な仲間を見つけられて、非常に価値が大きいでしょう。「非現実の他者化」の振舞いを集団としての思いやりで包むことで、一人で実践しているときには得られない洞察やインスピレーションを得ることができます。

自己認識が広がったら、今度は異なる人種の人たちと繋がり、彼らの現実や生きるうえでの苦しみを理解する努力をしてみましょう。

CNNのコメンテーターでアフリカ系アメリカ人のヴァン・ジョーンズが白人の若者に

詰め寄られている映像を見たことがあります。若者はアフリカ系アメリカ人による白人警官の殺害事件の直後にもかかわらず黒人に対する人種的暴力に焦点が当てられていることに激怒していました。ヴァンは、「きみがパトカーの中で死んだ黒人のためにそれだけ泣き、私が偏狭な子どもによって撃ち殺された警官のためにそれだけ泣いて……きみが泣き、私が同じだけ泣き、私たちが一緒に泣いているなら……私たちはこの国の警官たちをより良くする方法と、子どもたちをより良くする方法とを見つけられるでしょう」と答えました。敵対的に始まった出会いは、お互いを尊重し合った温かな抱擁で終わりました。

「非現実の他者」のグループを対象に思いやりを向けるトレーニングをする場合は、初めは、安心して関わりやすい人々と一緒に取り組んで、理解と癒やしを深めるのが自然で巧みな方法です。アフィニティ・グループとしては、有色人種や白人、イスラム教徒、特定の性的指向や性自認を持つ人々などの仲間があるでしょう。しかし、発展し続けるためには、「どこが痛む？」と考え、気遣いの範囲を広げていく必要があります。ときには対立することもあるさまざまな人種や宗教、政治的見解を持つ人々が互いに時間を過ごし、互いの苦しみへの気遣いを呼び起こす必要があります。ヴァンが言うように、より良い世界を作るためには共に泣く必要があるのです。

私は白人で、人種差別について深く心を痛めています。しかし、自分の白人としての特権を知れば知るほど、黒人の友人たちに対して自意識過剰になり、罪悪感を覚えるようになります。これではどうしようもないのは明らかですが、どうしたらいいのかがわかりません。

公正で思いやりのある世界へと発展するためには、白人の特権、つまり現代社会において白人が肌の色から得ている、しばしば隠れた利益の全てに目を向けることが必要です。しかし、白人の特権が非常に厄介なのは、それが個人的な欠点ではなく、社会的条件づけであり、広く浸透しているからです。肌の色、暮らす社会、社会的に教え込まれるバイアスは、自分では選べません。これは個人を責める問題ではありませんし、あなたのせいではありません。また、あなた自身が指摘するように、罪悪感や自己意識は癒やしへと繋がりません。それでいて、白人が有色人種の経験している継続的な苦しみや、その苦しみを永続させるうえで自分たちが無意識に果たしている役割に直面し始めると、白人であることの罪悪感から麻痺してしまうことがあります。

ダイバーシティ（多様性）グループの一つに参加し始めた最初の八か月間、私は発言する度に不安になり、落ち着かず、どこか自分で嘘っぽく感じていました。私が主催したあるミーティングのあと、解散の挨拶をし、誰もいない自宅のリビングルームに戻ったときに、このサークルの中で自分が部外者であるように感じていることを認識しました。帰属していないようでした。そこでＲＡＩＮを実践すると、生々しい恥辱感に触れました――私の中で、白人であるというだけで相手を傷つける存在だと感じ、何世代にもわたって有色人種が経験してきた恐怖を正すために十分なことは決してできないと感じている部分でした。もちろん、不安があり、切り離された感じもありました。自分は基本的に悪いと感じていたのです！　以前にも白人のアフィニティ・グループに参加していて自分の中の白人の罪悪感に遭遇したことがありました。今回、それを再び十分に気づきのなかでとらえたので、私の中で人種差別を個人的な問題として受け止めるその部分を〈育成〉することができました。時間はかかりましたが、その罪悪感が白人として条件づけされたアイデンティティの一部であり、個人的な責任ではないと認識することで、グループの中でより深く、本物の関わりを持てるようになりました。反人種差別活動のより良い同盟仲間になることができ、今でも大切にしている友人関係を築くことができました。

自分の肌の色や社会を選ぶことはできませんが、人種差別による苦しみにどう対応するかは選ぶことができます。程度の差こそあれ、誰もが人種差別に苦しんでおり、支配的な集団に属していても、そうではない集団に属していても、苦しんでいます。私たちが注意を払わなければ（精神的にもその他でも）自由はありません。ヴァラリー・カウルの素晴らしい呼び掛けを思い出します——私たちは人種主義の痛みに合わせて呼吸をし、それを感じ、思いやりを持ち、そして変化のために積極的に関わって、いきむ。息を吸って、いきむのです！

第11章

四つの実践：目覚めた心で生きる

知恵は私が無であることを教えてくれる。慈しみは私が全てであることを教えてくれる。この二つの間を私の人生は流れる。

スリ・ニサルガダッタ

二十五年以上前になりますが、私は仲の良い友人であり講師仲間でもあるルイサ・モンテロ＝ディアスと一緒にティク・ナット・ハン禅師が指導する週末のリトリートに参加しました。私たちは、近くでティク・ナット・ハンが教えていることに心が躍り、仕事と子育ての忙しい生活の合間を縫って二日間を二人一緒に過ごせることを楽しみにしていました。でも、最も印象に残った思い出は、リトリートの終わり方でした。タイ（ティク・ナット・ハンの愛称）は全員にパートナーを見つけるように言い、私とルイサはすぐにペアを組みました。まず、パートナーにお辞儀をして、お互いの中の仏陀が見えることを確かめ合うように指示されました。続いて、抱き合うように指示され、そうしつつ、三回の長い呼吸をすることになりました。指示に従い、最初の呼吸をする間に、「私は死ぬ運命にある」と考えました。二回目の呼吸の間に、「あなたは死ぬ運命にある」と考えました。そして三回目の呼吸では、「私たちにあるのは、一緒に過ごしているこの貴重な瞬間だけ」と考えました。

お互いの体が離れたとき、ルイサと私は沈黙したまま立っていました。私はルイサへの優しさで満たされていました。私にとって、ルイサは限りなく愛おしく、固有で、素晴らしい存在でした。そして、ルイサの笑顔と輝く目からも、私に対する同じ温もりが伝わってきました。私たちはこの寛容なプレゼンスの状態のままで、再び話し始め、リトリートの他の参加者たちに「別れの挨拶」をし、松の木々の間を通って車に向かって歩き、帰りの車中で笑ったり、話をしたり、沈黙したりしました。

私たちが最も大切にしているもの、つまり、慈しみや創造性、遊び、美しさ、知恵は、「今、ここ」の中でしか経験できません。それにもかかわらず、私たちはあまりにも簡単に「この貴重な瞬間しかない」ということを忘れて人生を駆け抜けてしまいます。ＲＡＩＮの贈り物によって、私たちは立ち止まることを思い出せるようになり、賢明で思いやりのあるプレゼンスと再び結びつけるようになり、人生を目覚めた心に合わせることができるようになります。

読者のみなさんと一緒に続けてきた旅を終えるにあたり、私が日々の生活の中で参考にしている四つの実践を紹介したいと思います。反射的に反応してしまいそうなときにも、こうした実践によって、自然な気遣いと知性に息を吹き込めるようになることに気づくでしょう。これらのインフォーマルな実践法は、ＲＡＩＮから引いてきているもので、職場でストレスの多い場面や、難しい会話をしているとき、またあなたらしく生きるための支援が欲しいと感じるあらゆる状況に織り込むことができます。私たちが成長し続けるための糧となります。

四つの実践を定期的に行うことで、心の広さや平静さなど、あなたが最も大切にしている心の性質を発揮でき、それが強く、安定したものになることでしょう。そうした高まった心の「状態」を永続的な「特性」に変えていくことで、未来の自分の可能性が日常生活の中で開花していきます。

四つの実践

- プレゼンスのために立ち止まる
- 目の前にあるものを肯定する
- 慈しみのほうを向く
- 気づきの中で休む

プレゼンスのために立ち止まる

次に紹介するのは、イエズス会の神父であり、ロサンゼルスのギャングを取材する作家としても知られるグレゴリー・ボイル氏の話です。日曜の朝の礼拝のあと、グレゴリー神父はオフィスにいて、すぐあとに控えた洗礼式までの短い時間に郵便物に目を通してしまおうとしていました。そこへギャングのメンバーであり、ときに娼婦でもあるカルメンが入って来ました。カルメンはソファにどさっと座り込むと、とりとめもないおしゃべりを始めました。助けが必要だ、カトリックの学校に通った、数え切れないほどのリハビリセンターに通った、全国に知られて目をつけられている。グレゴリー神父は時計を見ました。洗礼式を受ける予定の家族が到着する五分前になっているのに、カルメンの話はまとまる気配がありません。

急に、カルメンはグレゴリー神父をまっすぐに見つめ、目に涙を浮かべました。高校を中退してからヘロインを始め、ずっとやめようとしてきたと言いました。そして、ゆっくり、はっきりと、「私は……恥ずかしい人間です」と打ち明けました。グレゴリー神父はこう書いています。「突然、彼女の羞恥心と私の羞恥心とが出会いました。カルメンがあのドアから入って来たとき、私は彼女を邪魔者だと思ってしまったからです」

私たちの多くは、どこか別の場所に向かっているときの感じを知っています。目の前で何が起きていても、目的に向かう上での障害物としか考えなくなってしまいます。他の人が邪魔者になるだけではありません。日々の表面だけをなぞっていると、自分自身の心や気づきと接触できなくなってしまいます。

私のオフィスには好きな言葉が貼ってあります。「親切にするには、日頃から道を逸れなければならない」。この教えに従う難しさは「良きサマリア人の研究」として知られる有名な社会科学の実験を見るとよくわかります。研究で設定されたのは次の問いでした――困っている見知らない人を私たちが助ける見込みに影響を与える要素は何か？　実験の一部では、神学生（奉仕活動に熱心なはずの人たち！）に、聖書の「良きサマリア人」の物語（倒れている旅人を、たまたま通りかかったサマリア人が助ける話）に関する短い説教を事前に用意してもらいました。次に、神学生たちは別の建物に行ってその説教をすることになりました。神学生たちには、時間がたっぷりあると言われた人たちと、すでに遅れていると言われた人たちがいました。説教をする会場までの道には、途中に扉があり、そこに男性（俳優）が咳をしながらぐったりとして、明らかに体調が悪そうにしていました。この実験から得られた重要な発見は次のようなものでした。遅刻しそうだと思っていた学生は、男性を助けるために立ち止まって声を掛ける見込みがずっと低かった――しかも、「良きサマリア人」の話をしようと急いでいたにもかかわらず。

私たちは、特に恐怖や恥ずかしさ、不安などの強い感情に支配されているときには、そこに留まって生の不快な感情を感じるよりも、ほとんど何をしてでもその場を離れようとします。反射的な反応の催眠状態に陥ると、あたかも自転車のペダルを漕いで「今、この瞬間」から逃れようとしているようで、ストレスを感じれば感じるほどペダルを漕ぐスピードが速くなります。

子どもを無視してしまった、暴飲暴食をした、事故を起こしてしまった、虐待的な人間関係から抜け出さなかったなど、あなたが人生で最も後悔していることが何であれ、どれも反射的な反応の催眠状態に陥っていることから起きます。催眠状態にあるとき、私たちは道から逸れることができず、自分にも他者にも優しさで応えることができません。

プレゼンスのために立ち止まることは、RAINを実践して、目の前にあるものを〈認識〉して〈許可〉し、ペダルを漕ぐのをやめることから始まります。不快さや苦痛を避けるための戦略や、喜びを掴み取ろうとすることなど、習慣的な支配を手放すことを学びます。そのようにして立ち止まることをインフォーマルな形で一日を通じて実践していくと、不快であったり、怖かったり、新鮮であったり、ほっとしたりするでしょう。どのように感じるとしても、立ち止まることこそが、心に沿って生きるためのプレゼンスへの入り口なのです。

実践：プレゼンスのために立ち止まる

ひとまず、ストレスと反射的な反応の程度が適度な状況を一つか二つ選び、立ち止まろうと意図しましょう。返信が必要な新着メールをたくさん目にしたときかもしれません。あるいは、締め切りが迫っていることを心配している、大変な会議に参加しようとしている、または友人や同僚や家族にイライラしている状況かもしれません。

立ち止まる方法そのものは簡単です。何をしていても、その作業を止めて、静止し、どのような感情や思考があっても、それを〈認識〉して〈許可〉するための時間を取ります。そして、三回から五回、深呼吸をします。息を吸うときと吐くときの長さを揃えましょう。胸と肺を満たすようにたっぷりと息を吸い、ゆっくりと時間をかけて息を吐き出します。深呼吸が終わったら、何かが変化していないかに注意を向け、そして生活に戻ります。

意図的に立ち止まることを実践する状況の数を徐々に増やしていき、より強く感情を引き出される場面も含めていきましょう。それを続けるうち、幅広くさまざまな状況で立ち止まることができるようになり、内面の明晰さや回復力や心と接触できるようになるでしょう。

目の前にあるものを「肯定する」

第6章で紹介した聖人は、スピリチュアルな癒やしを求める人々にとって決定的な質問を投じました：「あなたが感じないようにしていることは何ですか?」。私たちがプレゼンスから遠ざかる方向へペダルを漕ぎ続けるのは、痛みを伴う経験や慣れない経験を怖れているための場合がほとんどです。しかし、そうした経験を感じないようにするのではなく、それに対して「肯定する」と言うことで、思いやりのある注意を最も必要としている場所を、気づきの光に照らすことができるようになります。「肯定する」と言うことで、純粋な信頼や自信、そして癒やしへの扉が開かれるのです。

私はこのことを、親しい友人であり尊敬する仏教講師でもあるシェリー・メイプルズの生と死から最も痛切に感じました。

自転車に乗っていたシェリーが走行中の小型トラックと衝突してからの数週間、医師たちは、彼女が体に受けた広範囲に及ぶ複数の外傷を乗り越えられるとは思いませんでした。命が助かったとしても、子どもの頃から運動が好きで屋外での冒険に深い喜びを見出していた彼女が歩けるようになることは二度とないだろうと確信していました。仏教徒としての誓いを立てる前、シェリーは警察官や社会活動家であり、ウィスコンシン州の検事総長補佐も務めていました。このように非常に自立した女性が、横になるときも、座るときも、排泄するときも、入浴するときも、ほとんど全ての活動で他者の支援に頼らなければならなくなったのです。

ところが、シェリーが何か月も過ごした集中リハビリテーション病棟を訪ねると、シェリーはいつも通りの温厚で好奇心のある明るい性格のままでした。人生がこれほど急激に変化したにもかかわらず、シェリーはどうして幸せでいられるのでしょう？　この問いに対して、シェリーはこう答えました。「私はすでに最悪の死と向き合ったから、これなら大丈夫だわ」

その二年前、シェリーは九年間連れ添ったパートナーとの痛ましい別れを経験していました。シェリーは自分ではまったくコントロールできない抑うつにどんどん引き込まれました。指導活動や社会活動、アウトドアレジャーやフォーマルな瞑想の実践から遠ざかりました。ごく数人の友人以外からは、引きこもりました。私たちが話をしたときに、シェリーは、自分の芯にある何かが枯れてしまったと話しました。「世界を身近に感じられる希望を失ってしまった」

やがて、非常にゆっくりと、インフォーマルな実践――RAINのマインドフルネスと自分への優しさ――の効果が表れてきました。シェリーは、愛を失う痛みという最悪の死を認めて、「肯定する」と言い始めたのです。決して、全面的な「肯定」ではなく、何の抵抗もなく心を開いて受け入れるということではありません。むしろ、シェリーは可能なときに孤独や恐怖、寂しさの波に接し、それをそのままにしました。〈認識〉して〈許可〉すること、「肯定する」と言うことを実践したのです。やがて、その「肯定」は思いやりに満ちたものになっていきました。

何か月もかけて、シェリーは喪失の現実に体と心を開いて、深く悲しみました。そうするうちに、抑うつの触手は徐々に緩んでいきました。シェリーは人生に対して新鮮な開放感を抱き、自分の回復力に対する深い信頼を持つようになりました。もう一人の親友と一緒に、私たちはリトリートを開催するようになり、シェリーは創造性と生きる喜びで満ち溢れるようになりました。いつもそうであったように、シェリーは自分の傷つきやすさを勇敢にさらけ出すことができました。人生を肯定して、ますます恐れを知らない心で生きていました。

シェリーの回復を目の当たりにして、私は〈認識〉と〈許可〉の本質を捉えた教えを思い出しました――「尖《とが》りに触れて柔らかくする」。尖りに触れるのは、ときには憤りや苛立ち、落胆などの気持ちを認識することを意味します。また、人間関係がうまくいかなかったり、命に関わる病気になったり、愛する人が苦しんでいたりしたときの苦悩や敗北感を認めることの場合もあります。そして、「肯定する」と言い、抵抗を手放し、経験をありのままに受け入れることで柔らかくします。人生では大小さまざまな困難にたえずぶつかりますので、「尖りに触れて柔らかくする」ことも、継続的な実践になります。それでいて、尖りに触れて柔らかくする度に、どのようなことにも対処できるという自信がついてきます。

私たちが開催したリトリートからたった一週間後で、元の活動的な生活に戻ってから半年後に、シェリーは自転車事故に遭いました。今や、シェリーは別の種類の死――日常生活の最も基本的な活動のコントロールを失うこと――に直面していました。しかし、前回とは違いました。今回は、シェリーは自分の尖りに触れて柔らかくする方法を知っていました。無常と喪失に「肯定する」と言うことができ、この死とともに生きることができたのです。「肯定する」と言うことで、心の知恵が発揮されるようになります。現実をありのままに受け入れ、何の抵抗もあえぎもしないときにだけ、私たちの心と知性は完全に活性化されます。「今、この瞬間」に対して「肯定する」と言うことによって初めて、私たちは自分自身の人生や他者の人生にラディカル・コンパッションの勇気をもって対応できるようになるのです。

実践：目の前にあるものを「肯定する」

深い恐怖や喪失感に心を開くことは必要ですが、その前に、適度な不快感や不愉快さに「肯定する」と言う練習をすることで、回復力と自信を身につけておくことができます。例えば、消化不良や頭痛で悩んでいるときに「肯定する」と言ってみてもよいでしょう。あるいは、遅刻しそうで不安なとき、車のガソリンが「空っぽ」に近い状態のままになっていたことにイライラしているとき、大切な人の結婚式に出席できなくてがっかりしたときなどに「肯定する」と言ってみるのもよいでしょう。「肯定する」と言うときには、他者の行動ではなく、あなた自身の内なる経験に向けられていることを覚えておきましょう。あなたは自分の尖り――感情的な反応や内面の葛藤がある感じ――に触れて、それを柔らかくしているのです。

いくつかの方法で始めてみましょう。

●心の中で「肯定する」とささやくか、声に出して優しく言いましょう。「肯定する」の代わりに「大丈夫」、「同意します」、「このままでいい」など、受け入れることを伝える他のどのような言葉やフレーズに置き換えてもかまいません。

●傷つきやすさ、動揺、不快感、痛みなどを感じている内なる部分に「肯定する」というメッセージを直接送ることを想像しましょう。

●内的な経験に敬意を表してお辞儀をしたり、お辞儀をしている自分の姿を視覚的にイメージしたりしましょう。

●内的な経験に微笑みで触れて、その微笑みが唇に表れ、そこから目へ、そして心へと広がっていくのを感じてみましょう。

最後に、少し時間を取って、体と心と思考に何か変化があったかどうか、注意を向けてみましょう。

慈しみのほうを向く

私たちの多くがそうであるように、シェリーも助けを求めたり、助けてもらったりすることが決して上手ではありませんでした。せっかちで、物事を早く終わらせることに慣れていました。事故のあと、シェリーは、「肯定する」と言うことが、完全に依存しなければならない現実に身を委ねることだと気がつきました。精神的な混乱、激痛、感情的苦痛、そして無力感の中にいる状態を他人に見られることを受け入れなければなりませんでした。また、傷を負った体を見知らぬ人に委ねることを受け入れる必要もありました。まっすぐに座った姿勢になるのに時間がかかること、欲しいものや必要なものを手に入れるためには全てを他者に頼む必要があることを受け入れなければなりませんでした。

ところが、シェリーが自分の無防備の生々しさと深さに対して「肯定する」と言うことで、想像もしなかったことへの扉が開きました。私が病室を訪ねた日、シェリーは、ある晩入浴の世話をしに来てくれた看護助手について話してくれました。「初めて担当してくれる人だった。物静かで、グアテマラ出身の小柄な女性で、おしゃべりで場をなごませるような人ではなかったわ。でも、私の頭をマッサージしたり、首や背中を洗ってくれたりする一つ一つの仕草が、全て慈しみの表現だったの。助けてくれているだけではなくて、慈しんでくれていたわ。天使のように、慈しみの泉の中で私を洗ってくれたの」

その介助者は一度しか来ませんでしたが、実際、シェリーは、祈りを込めたメッセージカードや心のこもった贈り物、親しいサポートチームの献身的で絶え間ない支援、毎週訪れるヒーラーたちとの関係などで、あらゆる方向から流れ込んでくる慈しみを浴びていました。

その日、ベッドサイドに座りながら、私は、シェリーの「肯定する」が、慈しみを受け取るだけでなく、自由に、そして上機嫌に慈しみを提供する心の広がりも作り出していたことを目にしました。介助者が体温や血圧を測りに来ると、シェリーと介助者はアメフトのリーグ戦でシェリーの地元チームのパッカーズが勝利したことを一緒に祝っていました。年配の看護師が現れたときには、シェリーがその夫の様子をそっと尋ねると、看護師は近づいてきて最近失業したことを小声で詳しく話していました。シェリーは友人の新刊本の宣伝のためにブレーンストーミングをしていることや、息子が薬物中毒で苦しんでいる瞑想クラスの生徒のことで心配していることなどを話してくれました。

この寛容な雰囲気が、私たちが一緒にいる時間をいっぱいに満たしてくれました。シェリーは大事に持っていたジンジャー・キャンディーを取り出して、分けてくれました。最近遊びに来て病院のベッドの上で彼女の隣に寝ている愛犬ベアの写真を一緒に見ました。それから、ベアが寝ていた位置に私が座って、ワシントンDCにいる仲の良い友人たちに送る写真を撮ってもらったり、私がシェリーの介助犬になるためには訓練が必要だなどと冗談を言ったりしました。

その日、私たちには「この貴重な瞬間しかない」ということを、二人ともずっと気づいていました。その日の晩に、帰るために私が立ち上がったとき、私たちが二人だけで会えるのはこれが最後になるかもしれないと、お互いに思っていました。そして、実際にそうなりました。しかし、私たちが共有していた心の広がりは、二人分の悲しみを受け入れるのに十分な大きさでした。私たちは遠慮することなくお互いを慈しむことができました。

誰かが重い病気を患っているときや自然災害や悲劇に直面しているときには、慈しみを捧げやすいことに気がついているかもしれません。しかし、「慈しみに満ちたプレゼンス」の「状態」を「特性」にまで育むには、つまりそれを人生の中で一貫して体現して表せるようになるには、一日に何度も、慈しみのほうを向く実践をする必要があります。心を温め、柔らかくし、開くような方法で注意を向ける必要があるのです。これは、強い感情を引き出す体験を求めることではありません。その「ほうを向く」だけで種が蒔かれます。

私はつらいことがあったときに、優しさについて考えたり、「優しさ」という言葉を心の中で口にしたりするだけで、心が柔らかくなり始めます。自分自身を気遣うメッセージをささやいて、胸にそっと手を当てることもあります。最愛の人が眉間にキスをしてくれているのを想像して、その慈しみのあるプレゼンスで満たされていると感じながら、こんどは外に向けて他の人にも気遣いを送ります。こうしたことはどれも少しの時間でできることで、一日のうちに何度も起こるかもしれません。

リトリートを指導してくるなかで、誠実な意図が自分にとっても他人にとっても重要だということを見てきました。体と思考が嫌悪感に囚われていても、誠実な意図があれば、心の優しさと光が差し込むためのすき間があるのです。

実践：慈しみのほうを向く

孤独を感じている、落ち込んでいる、不安を感じている、自己批判に囚われている、他者を非難している、などに自分で気づいたら、慈しみのほうを向こうと意図しましょう。心を自由にして、慈しみとの繫がりを取り戻すための様々な方法を試しましょう。考えられるアプローチをいくつかあげてみます。

●自分に気遣いのメッセージや祈りを送る（沈黙したままでも、声に出してささやいてもよいでしょう）。例：「幸せでありますように」、「安心できますように」、「優しくしてください」、「大丈夫」、「ごめんなさい、大好きだよ」、「自分への慈しみを通して癒やされますように」

●愛する人や思いやりのあるスピリチュアルな人物から、気遣いに満ちたメッセージを受け取ることを想像する。

●片手または両手を胸に当てる。自分を抱きしめる。頬に慰めの手を当てる。手のひらを合わせて祈る。
●温かい光に包まれている自分を想像する。愛する人、あるいは思いやりのあるスピリチュアルな人物に抱きしめられている自分を想像する。あなたのインナー・チャイルドを抱きしめてあげている自分を想像する。
●慈しみを受け入れることがどのようなことか想像して実感する。愛する人があなたへの気遣いを感じて表現してくれているときのその人の目を視覚的に思い描き、その気遣いの温かさがあなたの中に溢れ、降り注ぐままになるときの体を感じる。
●愛おしい人、身近な人、知らない人に思いやりを送る。メッセージやイメージを使ってもいいでしょう。

意図的に慈しみのほうを向き、それを表現したり受け入れたりする回数が増えれば増えるほど、自然な気遣いや思いやりが一日を通じてどんどん湧いてくるようになります。

気づきの中で休む

ＲＡＩＮを実践していると、統合と癒やしと自由の大切な瞬間が、だいたいは四つの意図的なステップを経た直後に訪れます。そのため、〈ＲＡＩＮのあと〉を強調してお伝えしてきました。この時間に、単純にプレゼンスに気づいてその中で休みます。何もしないこの時に、私たちは自分の本来の寛容さ、目覚め、優しさなどの性質を直接体験することができるのです。こうした瞬間に「わたし」の本質である意識そのものの輝きが現れることがあります。

しかし、多くの人は「活動をやめて気づきの中で休む」時間を飛ばしたりごまかしたりします。私たちはいつも次へと休みなく動いていくように条件づけられています。時計は常に時を刻んでいて、いつでもすることがたくさんあるのです。その結果、瞑想でも日常生活でも、純粋に「そこに在る」瞬間はめったにありません。しかし、私たちが死の直前に人生を振り返ったとしたら、ありのままの自分に安らぎを感じ、他者と繋がり、生き生きとしていると感じるような最も重要な経験は、この開かれたプレゼンスから生まれることに気づくはずです。

感情のもつれに巻き込まれていると、背景にある気づきそのものに気づくことが難しくなります。私たちの注意は自然に背景よりも手前にある強迫観念や恐怖、欲求などに引き寄せられますので、そのような状況ではRAINのステップを踏んでマインドフルネスと思いやりを再び目覚めさせると役立ちます。RAINを終えたときや日常生活で比較的リラックスしているときには知覚のレンズがより開いています。そうすると、変化していくイメージや音や感覚の流れの背後に意識があることを感じ取りやすくなります。

私のお気に入りの短いエクササイズを紹介しましょう。本を読むのをやめて、目を閉じ、今から二十秒間「何も意識しない」ようにしましょう。よーい、始め！

うまくいきましたか？　おそらく、気づきを遮断できないことを認識したのではないでしょうか。気づきは常にここにあり、起きていることをいつでもその範囲にとらえています。しかし、私たちは心の中で上映されている映画や、感情、外側のものに注意が向いているため、気づきそのものには気づいていないのです。

周囲の音や感覚などから、むしろそうした音や感覚に気づいている「それ」に注意を向け変えて、形のないそのプレゼンスの中で休むことで、「わたし」として生きる経験に根本的な変化をもたらすことができます。

黄金の仏陀のイメージを思い出しましょう。ほとんどの場合、私たちのアイデンティティの感覚は、自己の物語、性格、防衛、欲求、恐怖、達成したこと、失敗などの外面的な覆いと結びついています。そうした覆いは、「わたし」の自然な部分ではありますが、私たちの存在の全体性を反映していません。気づきの中で休むことで、私たちは、自分の存在の広大さ、美しさ、そして神秘性と再び繋がります。形がないけれども目覚めている気づきの広がりは、慈しみと、知恵と、創造性の源泉です。それは黄金であり、私たちの人生の不動な本質です。

実践：気づきの中で休む

穏やかで静かなプレゼンスの状態でいるときに、気づきの中で休もうと意図しましょう。例えば、寝るために横になって心身が落ち着いていくのを感じるとき、風や雨の音に耳を傾けているとき、雲が形を変える様子や花の複雑さを見ているとき、気心の知れた静けさの中に誰かと一緒にいるときなどかもしれません。また、目的地に到着して車から降りる直前もいいかもしれません。あるいは、立ったまま窓の外を眺めているときなどでもいいでしょう。

静かに目を閉じて、静止し、経験していることの前景に気づきましょう――思考や感覚、イメージ、音などがあるでしょう。全てをありのままにします。次に、それらの背景にある、形のない気づきとしての自分のプレゼンスに気づきましょう。気づきとはどのようなものでしょうか？　静かでしょうか？　静止した感じですか？　何が起きていても開かれた感じがありますか？　リラックスしてこの気づきの中で休み、気づきそのものになりましょう・・・・。

多くの場合、数秒もすると、心は再び前景の何かに引き付けられたり、次にどうするかを考え始めたりします。これは自然なことです。気づきに対する気づきを維持しようと努力する（これも「活動」の一つです）のではなく、日常の活動をただマインドフルに続けましょう。

気づきの中で休むことを実践するときは、一日に何度も短く繰り返す方法が最も有効です。好奇心を持って、気楽にこの実践に取り組んでいると、次第に内なる静けさの魅力を感じるようになり、やがてその中で自然に休まるようになるでしょう。

黄金を信頼する

先日、孫娘のミアの誕生に立ち会うという幸運に恵まれました。ミアがこの世に出てきたとき、このありふれた、それでいて信じられないような奇跡に、感動のあまり私はすすり泣きました。現場の動きが一段落して、ミアが母の腕の中で満足げに抱っこされているとき、私はミアのために何を祈るかを考えました。それは、ミアが自分の善良さを信頼するようになることでした。つまり、ミアが自分の存在に本質的に備わった気づきや知性、慈しみを認識し、拠り所にするようになることです。

ミアがどのような性格になり、健康や人間関係、学習、世界でどのような困難に遭遇するのかは誰にもわかりません。しかし、どうなるにしても、自分と全ての存在に宿る善良さを忘れなければ、ミアは本物の幸せを知ることができます。それだけではありません。私たちの世界に含まれる心という心が目覚められるように、ミア自身も貢献してくれるようになるでしょう。

私のミアへの祈りは、私たち全員への祈りでもあります。誰でも自分を見失ったり、感情的になったり、別れや傷を引き起こすような行動をしたりします。そうした行動は自然で、私たちはそれを個人として行い、人や動物などの他者と敵対するなど、社会的なレベルでも行うことがあります。それでいて、私たちは今、種として発展してくるなかでも、自らの心と考え方を目的に沿って進化させることができる段階にあります。というのは、私たちはマインドフルネスとセルフ・コンパッションを育むことができます。また、「非現実の他者」という仮面の向こう側を見ることを学び、自分自身と他者の中にある黄金を〈認識〉して表に引き出してくることができるのです。

何かを実践すると、それが強化されることを知っておくといいでしょう。ＲＡＩＮを実践し、日常生活の中で四つの実践に取り組めば組むほど、心を開いた気づきにどんどん馴染んでいきます。やがて、どのような習慣的な性格の覆いよりも、この基本的な善良さのほうが真の「わたし」だと感じるようになるでしょう。

また、目覚めは季節がめぐるようにして遷り変わることも知っていると役立ちます。仏陀が悟りを開いたあとも影の神マーラが仏陀を訪れ続けたことを思い出しましょう。その度に仏陀は明晰さと優しさをもってこう答えました。「マーラ、君が見えているよ。ここへ来て、一緒にお茶を飲もう」。それと同じように、マインドフルネスとセルフ・コンパッションで困難に向き合う度に、私たちにも自信がついてきます。限界のある自分の古い物語に縛られなくなります。困難な感情が湧いても、自分は基本的には大丈夫だと信じることができるようになります。そうすると、マーラをお茶に招くことが、人間としてのこの人生に対する優雅で、ユーモアがあり、賢く、親切な反応になります。

最後に、人生が最も孤独に思えるときでも、この道をたった一人で進むことは決してないことを覚えておきましょう。私たちは一人では目覚めることが（また苦しむことも）できませんし、目覚めとはそういうものではありません。私たちは、全ての生命が繋がり合った網に組み込まれていて、切り離されようがありません。常に繋がり、互いに影響し合っています。そして、私たちの中の善良さをミラーリングして、私たちが本来持っている可能性を思い出させてくれる他者を、互いに必要としているのです。

本書の終わりに、こんな世界を想像してみましょう。人間には、全ての存在の中にそれぞれの黄金が見えています。私たちはそれを信頼し、尊敬しています。互いに助け合って、それぞれが自分らしく生きられるようにします。互いに慰め、寄り添います。共に美しさを生み出して、祝福します。共に目覚め、集合的な気遣いで地球とあらゆる場所の全ての存在を包みます。

立ち止まって目の前にあるものに「肯定する」と言うとき、慈しみのほうを向いて気づきの中で休むとき、私たちはラディカル・コンパッションの種を蒔いています。そこから育まれるプレゼンスが導きとなって、私たちは思いやりに満ちながら、目覚めた心に忠実に生きられるようになります。

共に信じる世界を、一緒に創造し続けられますように。慈しみに満ちた気づきの恵みがあらゆる方向に限りなく広がりますように。

付録1

頭字語RAINの進化

オリジナル版のRAIN
（ミシェル・マクドナルド）
〈認識〉Recognize
〈許可〉Allow
〈調査〉Investigate
〈非同一化〉Non-Identification

現在のRAIN
〈認識〉Recognize
〈許可〉Allow
〈調査〉Investigate
〈育成〉Nurture
　RAINのあと

一九九〇年代の後半にオリジナル版のＲＡＩＮに出会って以来、私はそれを何年間も教えてきました。他の多くの人たちと同様に、私もまた感情を解きほぐすときに指針となる覚えやすいマインドフルネス・ツールを手に入れたことをありがたく思いました。

この時期に、私は自分の人生における重要な発見――「自分への優しさがなくては、癒しは得られない」――に応じてＲＡＩＮを改良しました。この発見は、私の生徒たちの次の経験からも明らかでした。「自分の羞恥心を〈調査〉するべきだとわかっていますが、その作業が大嫌いです……羞恥心を感じている自分も大嫌いです」。セルフ・コンパッションが必要だと認識した私は、生徒たちに、「〈調査〉をするときには優しく」おこなうことを勧めました。自分の内面に向かって心からの関心と、気遣いと、親しみを持つのです。

生徒たちは、Ｎの〈非同一化〉でも苦労していました。「〈非同一化〉のステップはどう行うのですか？」とよく聞かれました。その度に、それが実際にはステップではないことを説明する必要がありました。ＲＡＩＮのＲ、Ａ、Ｉまでのステップは、境界がある狭い自己の感じを超えた完全なプレゼンスを目覚めさせます。一方で、〈非同一化〉は意図的に「行う」ものではなく、自己の在り方として自然に現れる「状態」です。

思いやりのための積極的なステップが必要だったことと、〈非同一化〉に関する混乱とから、二〇一四年に、RAINのNが意味する用語を変更することにしました。

現在のRAINでは、最後のステップである〈育成〉で、思いやりを十分に展開させていきます。このステップにより、マインドフルネスとハートフルネスという二つの翼のバランスが取れます。

〈非同一化〉は〈RAINのあと〉で最も完全に認識できます。春に降る雨のあとに植物が開花するのと同じように、RAINの四つのステップで目覚めたあとは、自然に明晰で寛容なプレゼンスの中で休むことができます。恐怖や怒りといった一過性の状態とはもう同一化していませんので、境界のない、目覚めた、慈しみに満ちた気づきを発見できるのです。「家」と呼べる気づきです。

RAINの可能性は、対立の解消、臨床現場、RAINパートナー（付録2参照）のような個人間の瞑想などで使うことを模索している人たちによって広がり続けています。RAINは知恵と思いやりのために人間として最も価値のある能力を目覚めさせるので、いっそう多くの人がこうした実践を日常生活に取り入れることを願っています。

付録2

ＲＡＩＮパートナー：他者と実践する

ＲＡＩＮパートナーを作るきっかけとなったのは、私が週末に開催しているワークショップに参加した人たちからのフィードバックでした。何年も前から、私は参加者を四人一組にしてＲＡＩＮを指導してきました。参加者は最初にどのような状況に対して取り組むのかを共有し、最後に課題や洞察、気づきなどを報告し合いました。

多くの人が、この方法が非常に有益だと感じました。特に印象的だったのは、すでにＲＡＩＮに馴染んでいた人たちからの報告です。その人たちは、支援的なパートナーがいると内面の取り組みが深まると言い、また癒やしのプロセスを一緒に経ていくことで真の繋がりを築くことができたとも語りました。

彼らの経験に動機づけられて、私は、瞑想クラスではない場所でもパートナーと一緒にできるRAINのフォーマットを作り、日々の瞑想実践や生活に取り入れられるようにしました。ここでは、RAINパートナーの主な特徴をいくらかご紹介します。さらに詳しく知りたい方は、私のウェブサイト www.tarabrach.com/blog-rain-partners-protocol に完全な手順とガイド付き瞑想がありますのでご利用ください。

RAINパートナーとは何ですか？

RAINは何人かのグループでも行うことができますが、多くの人は利便性のためにパートナーを一人決めて、二人で取り組むことを選びます。友人や家族、同僚、あるいは知らない人でも構いません。

RAINパートナーは、毎週、隔週、毎月などと、お互いに都合のよい間隔で定期的にRAIN瞑想のセッションを一緒に行うことに同意します。一回のセッションは三十五分から四十五分程度で、直接会って行うことも、電話やインターネット越しに行うこともできます。パートナーとして継続することで、信頼感や安心感、相互支援を深めることができます。

RAINパートナーになるための条件はありますか?

RAINパートナーとして参加する前に、両者とも普段からマインドフルネスを実践していて、RAINに取り組んだ経験がいくらかなければなりません。RAINパートナーとして始める前に、それぞれが手順のガイドラインをよく確認しておく必要があります。

RAINのセッションではどのようなことが起きますか?

RAINセッションの前に、自分が困難な感情に囚われている状況についてそれぞれがあらかじめ考えておきます。特定の人間関係によって引き起こされる状況かもしれませんし、職場でのこと、健康上の問題や依存性のある行動、あるいはより大きな社会の出来事によって引き起こされる状況かもしれません。反射的な反応パターンを活性化させるそうした特定の状況を、パートナーのそれぞれが念頭に置いてセッションに臨みます。このとき、トラウマになりかねない状況や、あまりにも強く感情が引き出されて、仲間どうしで健全な形で取り組める限界を超えてしまうような状況は選ばないようにしましょう。

手順にも示してあるように、〈認識〉と〈許可〉のステップでは注目している困難な経験を声に出して言いますが、〈調査〉と〈育成〉のステップは沈黙して行います。その後、最後の共有の時間に、最も困難だったことを認めたり、覚えておきたい洞察や発見を明確にしたりします。

手順にはＲＡＩＮセッションをパートナーたちにとって安全で実りのある場にするために必要な基本的ガイドライン（守秘義務など）も含まれます。

どのようなメリットがありますか？

ここではＲＡＩＮパートナーを経験した生徒たちの感想を紹介します。

- パートナーがいると責任を持つことができます。ＲＡＩＮセッションを計画したら、必ず参加しなければなりません。
- パートナーがいると、ＲＡＩＮのプロセスに完全に取り組む上でのサポートになります。一人でＲＡＩＮを始めると、途中で別な方向へ逸れてしまったりやめてしまったりすることがあります。パートナーと一緒にいるときは、手順から逸れずに、全てのステップを踏まなければなりません。パートナーにはいつも感謝しています。

●パートナーと一緒だとずっと力強くなり、理想的な関係を築くことができるので、私たちはセッションのことを「RAINダンス」と呼んでいます。お互いの存在が、それぞれの良さを引き出してくれます。
●二人で問題を共有していると、それほど恥ずかしくも、個人的にも、不格好にも感じなくなります。自分の中で起きていることに好奇心を持ちやすくなり、自分に優しく接することができるようになります。
●学んだことを一緒に探ることで、より深く理解できるようです。そして身につきます。次の週に会うときまで覚えておくことができますし、毎回の実践から多くを得られます。
●パートナーのおかげで安心できて、自分一人では直面したくない問題も探究できるようになりました。
●とても心強いです。セラピストやグループにお金を払う必要がなく……似た困難を抱えている人と一緒に深い癒やしを得ることができます。
●RAINパートナーと一緒に取り組むと深いスピリチュアルな実践になります。セッションが終わる頃には「小さな自分」は消えていて、心が開いた気づきの中の「私たち」という感じに包まれています。

●パートナーと一緒にＲＡＩＮを行うと「私の問題」という感覚が変化することにいつも驚かされます。最初は自分のことを悪く思わせるような重苦しい問題だったものが、不快な感じを伴いながらも気遣いに満ちた広がりのなかで抱かれているものになります。

私たちは常に、自分の内面的な生活や周囲の人たちとの関係の中にいます。ＲＡＩＮパートナーと一緒にするように、プレゼンスをそうした関係の中でも実践し、ラディカル・コンパッションの「場」を共に創り出すのです。このことから、私たちの繋がりの真実と、私たち自身や全ての存在の中で輝く本質的な善良さがよくわかります。

ＲＡＩＮパートナーの手順とガイド付き瞑想についてはwww.tarabrach.com/blog-rain-partners-protocol/をご覧ください。

訳者あとがき

この本は、アメリカのマインドフルネス界を牽引するタラ・ブラックの最新作である。タラ・ブラックの前作は、『ラディカル・アクセプタンス―ネガティブな感情から抜け出す「受け入れる技術」で人生が変わる』（二〇二〇年、サンガ出版）であり、自己批判を和らげる方法やマインドフルネスを身に付けることで人生を変えていくプロセスについてわかりやすく解説したものであった。この前作は二〇〇三年に書かれたものであり、約十五年の月日を経て、二〇一九年末に書き上げられたのが本書である。

前作にも本書にも、タイトルに『ラディカル』という文言がついており、前作の続編という位置づけとなっている。ラディカルの意味には、「急進的な」「革新的な」という意味が含まれており、それに加えて、「根本的な」「基礎的な」という意味がある。また、この言葉は「これまでの既成概念を根本から変えるような物事の原理や本質を表すこと」を意味しており、本書は、セルフ・コンパッションを育んでいく道のりにおいて、核となる四つの要素（RAIN）に絞ってまとめられている。

このRAINという四つのプロセスは、心理療法や臨床心理学の視点からも理にかなっている。わたしたちの脳は、一般的に苦しみや痛みを避けようとしたり、感じにくくさせたりする防衛本能がある。そのトランス状態に陥ることで一時的に不快感が解消されるものの、中長期的には、それらの辛さがなくなってしまうことでデメリットも大きい。

すなわち、不快感が存在していることには進化論的な役割がある。例えば、怒りは大切なものを理不尽に破壊されたときに生じうる感情で、自分のテリトリーや家族を守ろうとする役割がある。不安にも、今のままでは自分の能力ではコントロールできないために準備や努力をするための役割がある。実は、落ち込み・うつにも、これまでのやり方では通用せずに脳や身体をシャットダウンさせ、強制的に休息を取らせ、回復するまで安静にさせるという機能がある。本来、それらの感情をあるがままに感じることができれば、即座に苦しみや痛みから解放されることも多いが、防衛本能として苦しみや痛みを避けたくなるので、わたしたちはその痛みに目を向けて気づき（認識：Recognize）、受け入れる（許可：Allow）ことができなくなる。もちろん、何も感じたくないというトランス状態にいるために内省（調査：Investigate）することもできない。ましてや、自分を大切にすることもできない（育成：Nurture）。

一般的には、わたしたちは、産み落とされて養育者（主に、母親）にゆっくりと育てられていく中で、自分の感情をうまく調整するようになってきた。まだ言葉が発達していない〇―二歳までに、「お腹空いた」「抱っこしてほしい」「痛い」と表現することはできなかった。また、その不快感を自分で処理することはできないために、泣いて養育者にどうにかしてもらおうとしてきた。赤ちゃんは一人では生きていけないし非力である。養育者が自分の欲求にどのように接するかによって、赤ちゃんはRAINの基本的な感情調整スキルを学習していくと考えられる。幼少期に、養育者が自分の苦しみや痛みに対してどのように関わってきたかで、思春期以降、セルフ・コンパッションの個人差が生まれるのだといえる。

母親は赤ちゃんが泣いていることを無視せず、しっかりと気づいてあげること（感受性）。また、赤ちゃんのニーズ（例えば、オムツを変えてほしい、おっぱいがほしいなど）に瞬時に応答し、欲求を解消してあげること（応答性）。この二つは、母親の感受性と応答性に対応しており、日々の繰り返しによって、母親が次第に安全基地になっていく（安全性）。

安全ではない社会では、自分やまわりの人を大事にすることは難しい。本書のQ&Aの中で解説されているが、RAIのプロセスが難しく感じる場合はNから育もうというのは、まさに、安全な環境や社会、人に頼ることから始めるのが最適であるからである。そのため、「人から思いやりを向けられること（第一に一緒にいる人や環境が安全であること）」→「R

ＡＩＮのプロセスが進み、自分に思いやりを向けられること」→「人に思いやりを向けられるようになること」がしっかりと循環していくことで、人が困っていたら助け合える人間関係や社会が築けるようになり、わたしたちは幸せになっていくといえるだろう。

最後に、星和書店の近藤達哉氏には、編集・出版にあたり、尽力していただいた。深く感謝を申し上げる。二〇〇三年にセルフ・コンパッションに関する論文が世に出てから、この二十年で少なくとも三千本以上の論文が出版されている。学術的には大きなインパクトを持って非常に注目されているものの、まだ、わたしたちの生活はほとんど変わっていない。わたしたちの社会では、戦争をしたり、虐待したり、いじめたり、誹謗中傷をしたり、自分を傷つけたり、自分もまわりの人や社会も大事にできない悲しいニュースで溢れかえっている。本書を手に取って頂いたことは偶然ではない。「今、ここで」の開かれた心を持ちながら、思いやりのバトンを大切な人に繋げていってほしいと願っている。きっとラディカルにあなたや世界が幸せへと変わっていくだろう。

令和四年六月十日

石村　郁夫

訳者紹介

石村　郁夫（いしむら いくお）

2009年、筑波大学大学院人間総合科学研究科ヒューマン・ケア科学専攻発達臨床心理学分野の博士課程を修了し、博士（心理学）を取得。同年、東京成徳大学応用心理学部臨床心理学科および東京成徳大学大学院心理学研究科助教に着任し、2013年より同准教授。2018年に英国国立ダービー大学大学院準修士課程修了。公認心理師、臨床心理士、指導健康心理士。あいクリニック神田心理顧問。日本ヒューマン・ケア心理学会事務局長。

2007年に第3回アジア健康心理学会議Outstanding Presentation Award受賞、2009年に筑波大学人間総合科学研究科長賞、2010年に日本心理学会優秀論文賞、2011年に世界心理療法会議ベストポスター賞受賞、2012年、2013年、2014年、2015年、2018年、2019年に日本ヒューマン・ケア心理学会優秀発表賞、2016年日本学校メンタルヘルス学会学会長賞、2021年第4回日本ヒューマン・ケア研究優秀論文賞を受賞。

著書：『カウンセリングのすべてがわかる―カウンセラーが答える本当の心理学』（編著、技術評論社、2010）、『フロー体験の促進要因と肯定的機能に関する心理学的研究』（単著、風間書房、2014）、『ストレスに動じない“最強の心”が手に入るセルフ・コンパッション』（単著、大和出版、2019）

訳書：『コンパッション・マインド・ワークブック―あるがままの自分になるためのガイド』（共訳、金剛出版、2021）、『コンパッション・フォーカスト・セラピーに基づいたアンガーマネジメント―真の強さを育てるために』（共訳、星和書店、2021）など

著者紹介

タラ・ブラック（Tara Brach）

クラーク大学で、心理学と政治学を二重専攻。卒業後は、アシュラム（共同生活をしながら精神修行をともにする）で10年間暮らし、ヨガと集中瞑想を実践・指導する。ジョセフ・ゴールドスタインが指導する仏教の瞑想のリトリートに参加し、自分の居場所はここだと気づく。

その後、フィールディング研究所で臨床心理学の博士号を取得し、依存症治療における瞑想の活用について研究する。また、スピリット・ロック瞑想センターで5年間の仏教講師養成プログラムを修了。心理療法士がマインドフルネスを臨床に取り入れるための画期的な仕事へと発展する。

1998年、米国で最大かつ最もダイナミックな瞑想センターの1つであるIMCWインサイト・メディテーション・コミュニティ・オブ・ワシントンDCを設立。また米国や欧州のリトリートセンターなどで、講演、授業、ワークショップ、瞑想指導を行う。マインドフルネスの原理と実践を、人種間の不公平、平等、包括性、平和、環境の持続可能性、刑務所や学校などの問題に取り入れる活動を促進してきた。著者のポッドキャストは、毎月300万回以上のダウンロードを記録する。

現在、ジャック・コーンフィールドと共に、マインドフルネスと慈悲に関するオンラインコース「マインドフルネス瞑想指導者認定プログラム（MMTCP）」を提供するAwareness Training Institute（ATI）を主宰。

ラディカル・セルフ・コンパッション

2022年7月22日　初版第1刷発行

著　　者　タラ・ブラック
訳　　者　石村郁夫
発 行 者　石澤雄司
発 行 所　株式会社 星 和 書 店
〒168-0074　東京都杉並区上高井戸1-2-5
電 話　03（3329）0031（営業部）／03（3329）0033（編集部）
FAX　03（5374）7186（営業部）／03（5374）7185（編集部）
http://www.seiwa-pb.co.jp

印刷・製本　中央精版印刷株式会社

Printed in Japan　ISBN978-4-7911-1098-8